jSSCR

ストーマ・排泄リハビリテーション学用語集

―― 第5版 ――

編集
日本ストーマ・排泄
リハビリテーション学会

照林社

Terminology of Stoma and Continence Rehabilitation Science 5th Edition

Edited by Japanese Society of Stoma and Continence Rehabilitation

Printed in Japan, 2025

第5版 序の詞

　ストーマ・排泄リハビリテーション学用語集は1997年3月に初版が上梓され，その後改訂と増刷を重ねてきた．今日ではストーマ・排泄リハビリテーション関連の臨床研究にはなくてはならないバイブル的な存在として，会員の方々に大いに利用されている．医学用語は学会発表においても論文執筆においても，発表者や著者とその聴衆や読者の間に共通の認識が必要である．その意味において本書の果たす役割は大きく，学会としても長年にわたって本書の編纂に重みをおいて力を注いできたところである．

　第5版の準備にあたっては第4版の発刊直後である2020年3月から新たな体制で用語委員会を立ち上げ，その後も幾度となく委員会を重ねてきた．当初はコロナ窩でもあり集合での委員会の開催が難しい状況下であったが，オンライン会議を通じて出来る限り顔を合わせてお互いの意見を述べあうようにした．また、各グループにおいてもオンライン会議やメール会議を通じてグループ毎に用語のとりまとめを行っていただいた．2023年7月以降は集合型の会議も開催できるようになったので，2回にわたり土曜日に集まって終日議論を重ねて内容のブラッシュアップを行った．見出し用語やその解説には，近年の新技術や関連する疾患の診療ガイドラインもできる限り反映させた．その結果，93語の新語を含む1,173語の用語の解説と英語表記および図表の改訂に至った次第である．

　今回の第5版の発刊における大きな特徴は，学会が費用を負担して本書を一括購入し，会員のかたがたに配布する形式に変えたことである．さらにオンラインでも本書を利用できるようにしたことで，学会発表や論文執筆の作業がより効率よくできる利点が挙げられる．もちろん一般のかたも購入できるように販売されるので，会員以外の病院スタッフにも本書の利用をお勧めしていただきたい．

　最後に本書の編纂にたずさわっていただいた用語委員会委員および学会事務局の皆様，1,000語以上にわたる膨大な用語データファイルの管理に多大な労力と時間を割いていただいた委員の1人である籾山こずえ氏，および今回の第5版から本書の編集と出版を快く引き受けてくださった照林社の有賀洋文氏に篤く感謝する次第である．本書が今後もオストメイトや排泄障害の問題を抱えた方のQOLの向上に役立ち，ストーマ・排泄リハビリテーション学のさらなる発展に貢献していくことを切に願う．

令和7年1月6日

日本ストーマ・排泄リハビリテーション学会 用語委員会

天江新太郎，安藤嘉子，井川靖彦，**石川眞里子**，板橋道朗，伊藤直樹，後藤百万，佐々木春明，積美保子，関戸哲利，高橋賢一，谷口珠実，中島耕一，錦織英知，西林直子，野北陽子，花田正子，**舟山裕士**，三井貴彦，味村俊樹，籾山こずえ，山口茂樹，山名哲郎*，山元宏一

（五十音順，*委員長，太字は途中で委員を退任した方）

第4版の発刊にあたり

　ストーマ・排泄リハビリテーション学用語集第3版は，平成27年2月27日に発行され，多くの人に使われて，この分野のランドマークとしての役割を果たしてきた．当時より5年に一回の改訂を考えていたが，この間の変化は大きく，この5年間に，ストーマリハビリテーション基礎と実際第3版，消化管ストーマ関連合併症の予防と治療・ケアの手引き，消化管ストーマ造設の手引き，便失禁診療ガイドライン，慢性便秘症診療ガイドライン，夜間頻尿ガイドライン，過活動膀胱ガイドライン，男性下部尿路症状・前立腺肥大症ガイドライン，女性下部尿路症状ガイドライン，ED診療ガイドライン第3版，二分脊柱に伴う下部尿路機能障害ガイドラインなどの学会主導の手引き書，ガイドラインが相次いで発刊された．当然，新しい概念，用語などが使われるようになり用語集にはこれらの新しい動きを取り入れる必要があった．第3版との違いはこれらの新しい概念，用語を整理して追加したことである．また，以前から収載されてきていた用語にも見直しを加え，全く使用されないまたは誤用されやすい用語については，思い切って削除または修正をおこなった．さらに，これまで吉川分類として親しまれてきた皮膚保護剤の成分分類を学会として全面改定した．医工学の専門家として協力いただいた山元宏一氏には深く感謝したい．

　言葉は生き物である．間違った言葉でも万人が慣用的に使っている間に，いつのまにか正しい言葉として認知され使用されるようになるものがある．一方，学術用語は個人の好みや多数決では左右されない確固としたものが必要であり，的確な根拠を示す必要がある．すなわち用語委員会はいわば用語の番人として重要な役割を担っているのである．

　短い期間に膨大な作業を遂行していただいた委員の皆さんには感謝の意を表したい．今回も委員の顔ぶれは，ストーマ，外科，排便，排尿，小児，性学などの各分野のリーダーたち計15名で忙しい中無理をしていただいた．候補となった用語は，平成31年1月より2カ月間，学会HP上に公開しパブリックオピニオンを求め，公平性を担保した．最終的には，計1,134語（うち121語が新規）が選択された．積み残した課題も多くあり，今後の議論を積み重ねながら次の第5版に引き継いでいきたいと考える．

令和2年2月7日

日本ストーマ・排泄リハビリテーション学会 用語委員会

安藤嘉子，井川靖彦，石川眞里子，板橋道朗，上川禎則，後藤百万，
積美保子，高尾良彦，高波眞佐治，谷口珠実，花田正子，舟山裕士[*]，
味村俊樹，籾山こずえ，山名哲郎

（五十音順，[*]委員長）

第3版の発刊にあたって

　ストーマリハビリテーション学用語集は，1997年3月に初版が上梓され，その後改訂と増刷を重ねストーマリハビリテーション分野のバイブルとしてレベルアップに大きく貢献してきた．初版発行時には，耳慣れない訳語であってもこの18年の間にこの分野ではすっかり定着したものもあり，本用語集の果たした役割は大きい．さらにこの間，学会は，排泄の分野を新たに加え，学会名称も，「日本ストーマ・排泄リハビリテーション学会」として新たな一歩を歩み始めている．しかし，用語集はその後増刷されず絶版となったため，関係各位には多大な不便をかけており，同時に排泄分野について新たなニーズも生じてきた．用語集はこの大きな変化に対応すべく，今回，大改訂を行うこととなった．

　2008年寺地前委員長のもと新用語委員会が招集され，新用語集の編集方針，骨格が決定した．用語選択の基準については，本用語集はストーマ，排泄分野に特化した用語集とするため，他分野の用語や，一般的な解剖学，物理，化学的分野の用語で検索可能なものは出来るだけ省く一方，歴史的に意味がある用語や，ストーマ，排泄を理解するために必要な用語については残すこととした．同義語が複数ある用語については，学会として統一されるよう最も頻用性の高い用語を文献検索をもとに一本化し，同義語が検索できるよう配慮した．また，ストーマ保有者が嫌悪感をもつ用語も新たに改訂し今後正しい用語が普及するような布石をうつこととした．また，日本医学会，大腸肛門病学会との将来的な整合性を図るため，旧用語集を尊重し，かつ現状の用語の使用状況を重視し，各用語の洗い直し，見直しを全面的に行った．

　これらの膨大な作業をこなすため，ストーマ，排泄，性学，排便のそれぞれのエキスパートに参加していただいた．排泄分野の用語については，旧用語集を参考にしながら，新規用語をおもに泌尿器科学会用語集，大腸肛門病学会用語集の中から必要なものを選択し，最終的に1,046語を掲載することになった．

　選択された用語は最終的に2014年5月に学会ホームページに公開し，パブリックオピニオンを求め，公平性を保つこととした．

　最後に，多くのご意見，ご批判，ご提案をいただき，出版に漕ぎつけられたことに深く感謝し，今後も不十分な部分については用語委員会に対して忌憚なきご意見をいただきたいと考える．そして，また次世代の新たな用語集につなげていきたいと強く考える次第である．

平成27年2月27日

日本ストーマ・排泄リハビリテーション学会 用語委員会

井川靖彦，石川眞里子，板橋道朗，岡田裕作，倉本　秋，幸田圭史，
後藤百万，末永きよみ，積美保子，高尾良彦，高波眞佐治，
谷口珠実，寺地敏郎，舟山裕十*，味村俊樹，籾山こずえ

（五十音順，*委員長）

改訂の辞（第2版）

　本書が世に出て6年も経過したが，この間に第3次用語委員会は17回の会合をもって，用語の見直しを行ってきた．最終案は2000年12月に日本ストーマリハビリテーション学会雑誌に掲載して世の批判を問うてきた．

　この過程を踏まえて，ここに改訂版を発刊する次第である．第2次委員会の基本方針を踏襲しながら，新用語の採用のみならず，誤解を招きやすい用語や素人にもわかりやすい用語にするべく検討してきた．

　本来は，本学会内で使用される用語について概念や定義を含めて定めていくのが，用語委員会の主要任務である．しかしながら，用語は学会以外のところで使用されるにつれて，あるものは誤解や誤用が生じるようになり，それが学会へ逆輸入されて混乱を招く結果ともなりかねないこともあった．また，患者にやさしい用語にするようにとの要望や差別用語の嫌疑もあった．本学会用語委員会の範疇を超える問題は後回しにならざるをえなかった．

　学会という狭い範囲を超えて，用語を普及させ，誤用を正すことも，用語委員会の重要な役目と自覚して，そのような行動もしてきた．学術用語は一般用語と違って，まずは当該学術分野の中で誤りなく使用されることが先決である．学会の中で認められた定義を無視して，間違った慣用語を学術用語のようにして使用されては誤解の元になる．たとえば，一般世間では「日本」をニホンと呼ぼうが，ニッポンと呼ぼうが自由であるが，然るべき所では前者は形容詞的用法であり，後者は固有名詞的用法である．用語には，好き嫌いや多数決や雰囲気に左右されてはならない場合がある．他方，洗腸用具と皮膚保護剤の用語は新たに国際標準規格（ISO）化された．

　このような観点から，ここに51の用語を新たに定め，35箇所を訂正し，表二つと図一つを追加した．

　学会会員が必携するべき書であることはいうまでもないが，ストーマや関連の活動や仕事に関わる場合には，必ず参照するようにしないと批難されるほどに，本書の用語は定着してきている．

　最後に，意見，批判，提案など多くのご支援に感謝するとともに，今後とも建設的なご指摘やご支援をいただきながら，ストーマリハビリテーション学が発展し，ひいてはオストメイトのQOLや医療が向上することを懇願する次第である．

平成15年7月20日

日本ストーマリハビリテーション学会 第3次用語委員会
青木和恵，石川眞里子，大村裕子，尾崎晴美，加藤知行，
川満富裕，倉本　秋，進藤勝久*，高波眞佐治

（五十音順，*委員長）

序　文（初版）

　ストーマリハビリテーションに関する学会発表や機関誌論文に使われている用語の検討は早くから話題に上がっていたが，日本ストーマリハビリテーション学会は平成4年に現在の第二次用語委員会を発足させた．この出版まで40回近い用語委員会を開き，討論を重ねて，大方の合意に達した．本学会は職種や専門科の異なる人たちの集まりであるため，共通の用語を決めることは容易ではなかった．それだけに，用語集を出す意義は大きいものと思っている．特に21世紀の日本は多彩な個性や情報が飛び交い，学会も多様化，複雑化していくであろうことを思うとき，個別化ないし独りよがりから脱却し，あるいは，自らの殻を破って，共通の用語に基づいた学問を進めていくことが求められている．

　そもそもストーマリハビリテーションという概念は外国から直輸入されたものではないにも拘わらず，その用語は外国語によって概念化されたものの翻訳用語やカタカナ用語が多い．これが誤用されたまま独り歩きして，定着してしまうことを恐れる．そこで，表現しようとしている概念を示す日本語（用語）は何か，そして，その意味を日本語で表すとどうなるのか（定義），さらにそれは実体を正確に表しているか，などと一つ一つ検討してみた．また，同じ概念を表現する複数の用語，逆に同一語で複数の概念をもつもの，さらにはそれらが曖昧模糊のまま使われたりして，それらを整理して決着をつけるのに5年の歳月がかかってしまった．

　このようにして選定された用語はストーマ用品の日本工業規格を決める折や日本大腸肛門病学会の「大腸疾患用語集」編纂の折に互いに参考にし合って調整した．このようにして成った小書が学会内で使われるのはもちろんこと，世間一般にも定着し，本領域の学際的な研究を一層発展させ，各界の教育上，また社会生活上にも役立つよう期待している．

　ここに，用語委員全員の名の下に，助言や意見具申を頂いた多くの方々に深く謝意を頒する次第である．今後とも用語委員会は用語の収録，補充，選択，訂正，既存用語との整合性，調整作業などを行いながら，さらに増補充実を図る所存につき，各位の忌憚のない建設的な御指摘や御支援を頂きたい．

　本書出版に向けて終始貴重な助言を頂いた金原出版の森 崇氏に厚く感謝する．

平成9年1月28日

日本ストーマリハビリテーション学会 用語委員会

石川眞里子，大村裕子，尾崎晴美，加藤知行，河合恒雄，
倉本　秋，佐々木廸郎，進藤勝久*，中條俊夫，松本恵一

（五十音順，*委員長）

本書の概要

■ 本書の目的と適応範囲
　ストーマ，排泄関連領域（尿失禁，便失禁），および創傷領域，そのリハビリテーションにおいて使用されている様々な専門的言語表現について，最適な一貫性と理解を得ることを目的とする．規定された用語は日本ストーマ・排泄リハビリテーション学会の公式用語とする．

■ 定義の付け方
　用語の持つ概念を名詞句の形で書き表した．定義は，この概念を明確に伝え，さらに理解してもらうことを目的とする．また，概念の特徴と内容の記述は簡潔に表記した．

■ 見出し語
　用語は学術上の概念が適正に表現されており，語としても適正に構成されていることを旨とした．正しく外国語の意味を表して，日本語としても正しい用語であることにも配慮した．
1) 同様に使用されている用語については，外国語よりも日本語を優先させるとともに，頻用性を重視した．
　例：腸閉塞，ループ〔式〕ストーマ
2) 外国語がすでに長年にわたって広く慣用されており，適当な日本語が該当しないものには，片仮名表記を用いた．
　例：ストーマ，スキンケア
3) 外国語しかない場合には，可能な範囲で最適の日本語の訳語をあてるか，または片仮名で表記した．
4) 難解であってもすでに存在する用語を優先した．
　例：穿掘性潰瘍
5) 関連学会の用語を重視した．
　例：デブリードマン，蜂巣炎，褥瘡など
6) 紛らわしい用語は国際性など考慮した上で取捨選択した．
　例：ストーマ袋としての"パウチ"は，手術用語としての"○○パウチ（嚢）"との混同をさけるために使用しない方向である．
7) 商品名やそれと紛らわしい商品には適切な一般用語を選んだ．
8) 商品名，氏名，施設名，色や単位などの一般名，極端な略語，略称は除外した．
9) 英語は原則として単数形とし，冠詞は省略した．英語の略語がある場合には〈　〉で示した．
10) アルファベット（A, B, C, …）やギリシャ文字（α, β, γ, …）は日本語読みに従い，それぞれえ行，ひ行，し行，あ行，へ行，か行に組み入れた．

■ **分類と構成**
　本書は，用語辞典，英文索引，図表と資料からなる．
1) 用語辞典は，日本語用語（五十音順），読み仮名，対応する英文用語，定義の順に記した．備考のあるものは定義のあとに《　》に入れて示した．
2) 英文索引は，英文用語（アルファベット順），対応する日本語用語，読み仮名，用語辞典の掲載ページの順に記した．

本書に用いた記号・略語の見方

	記号・略語	意味	説明・使用例
1)	＝	同義語	概念が同じ用語． 例：洗腸＝灌注排便法
2)	（）	互換語	便宜上，（　）の語に置き換えて使ってもよい表現． 例：杙（杭）創，便禁制（制御）
3)	［］	省略可能語	省略が可能な語を［　］内にいれた． 例：［外］腸瘻，ループ［式］ストーマ，［直腸］低位前方切除術 ただし，省略すると別の意味になることもある． 例：回腸ストーマ［造設術］
4)	《》	補足	用途範囲を限定したり，定義を説明するための補足． 例：機械的刺激《ストーマ装具による》，接皮側《面板やストーマ袋の》
5)	〈〉	略語	用語が省略されて用いられる場合の語． 例：膀胱収縮能指数　bladder contractility index〈BCI〉
6)	／	類義語	／の前の語と後の語とは類似しているが概念が異なるので別々に用いられる． 例：粘着式装具／袋
7)	【cf.】	比較語	紛らわしい用語であるので定義を比較すべき語． 例：哆開【cf.】**離開**
8)	→	参照	右側の用語や図表を参照すること．同義語の場合や定義で他の用語との関連を理解するのに用いられる．

目 次

- 用語辞典 …………………………………………………… 1
- 英文索引 …………………………………………………… 93
- 図表 ………………………………………………………… 143
- 資料 ………………………………………………………… 171

用語辞典

あ

悪性黒色腫（あくせいこくしょくしゅ）
malignant melanoma　メラニン生成細胞の腫瘍.《悪性度が強く，肛門にも発生しやすい》

悪性腸閉塞（あくせいちょうへいそく）
malignant bowel obstruction　悪性疾患による腸閉塞.

悪性リンパ腫（あくせいりんぱしゅ）
malignant lymphoma　リンパ組織の悪性腫瘍.

脚用蓄尿袋（あしようちくにょうぶくろ）
＝レッグバッグ（れっぐばっぐ）　leg bag
→蓄尿袋（ちくにょうぶくろ）

後便（あとべん）
postdefecation〔discharge〕excrement　洗腸（灌注排便法）における排便の最後に排泄される粘液便のこと.

穴あけ（あなあけ）
《面板の》making a hole in the skin barrier　面板にストーマに合った孔をあけること.

アルコック管（あるこっくかん）
Alcock canal　内閉鎖筋の内側にある内閉鎖筋膜のトンネル状構造で，内陰部動・静脈と陰部神経が通る．陰部神経管と同義.

アルテマイヤー手術（あるてまいやーしゅじゅつ）
Altemeier operation　経肛門的直腸S状結腸切除術と同時に肛門挙筋の前方を縫縮形成する直腸脱の経会陰手術.

α〔アドレナリン受容体〕遮断薬（あるふぁー〔あどれなりんじゅようたい〕しゃだんやく）
α-blockers/α-adorenoceptor antagonists　αアドレナリン受容体に対する遮断薬.

α1〔アドレナリン受容体〕遮断薬（あるふぁーわん〔あどれなりんじゅようたい〕しゃだんやく）
《泌尿器科領域の》α1-blockers/α1-〔adoreneceptor antagonists〕　前立腺・膀胱頸部平滑筋の交感神経α1受容体を遮断してこれらの平滑筋を弛緩し，前立腺肥大症などによる膀胱出口部閉塞を改善する薬剤.【cf.】α遮断薬

アレルギー性接触皮膚炎（あれるぎーせいせっしょくひふえん）
allergic contact dermatitis　（皮膚保護剤などの）アレルギー性機序によって引き起こされる接触皮膚炎.

い

ET（いーてぃー）
enterostomal therapist〈ET〉= stomal therapist　WCET認定のET養成校にて，ストーマケア，失禁ケア，創傷ケアなどについて所定の課程を修了した者.

ED（いーでぃー）
erectile dysfunction　→勃起機能障害
（ぼっききのうしょうがい）

胃回腸反射（いかいちょうはんしゃ）
gastroileal reflex　食物が胃に入るこ

とによって誘発される回腸の蠕動.

いきみ（いきみ）
＝怒責（どせき） strain, straining　排便や分娩時などに腹筋を随意的に収縮させて腹圧をたかめること.

育成医療（いくせいいりょう）
public health care to disabled children　障害児に対して，その身体障害を除去，軽減する手術等の治療によって確実に効果が期待できる者に対して提供される，生活の能力を得るために必要な自立支援医療費の支給をする制度．［児童福祉法第4条2項］

池田Z吻合術（いけだぜっとふんごうじゅつ）
Ikeda & Soper Z-anastomosis　直腸後方に下ろした結腸と直腸をZ状に吻合する術式．《デュアメル手術の変法》

胃結腸反射（いけっちょうはんしゃ）
gastrocolic reflex　食物が胃に入ることによって誘発される結腸の蠕動．《便意を誘発する》

萎縮膀胱（いしゅくぼうこう）
contracted bladder　感染，放射線，薬剤などにより膀胱壁が線維化し，容量が極端に減少した膀胱.

板状皮膚保護剤（いたじょうひふほござい）
faceplate/baseplate/skin barrier/wafer　親水性ポリマーと疎水性ポリマーの複合ポリマー剤が配合されて板状になった皮膚保護剤．板状のポリマーの崩壊を軽減するために支持体を有している.

一次開口術（いちじかいこうじゅつ）
→［人工肛門］一次開口術（［じんこうこうもん］いちじかいこうじゅつ）

一次刺激性接触皮膚炎（いちじしげきせいせっしょくひふえん）
primary irritant contact dermatitis　外来物質の表皮に対する直接的な障害作用による皮膚炎.

一次性便秘（いちじせいべんぴ）
primary constipation　→原発性便秘（げんぱつせいべんぴ）

一次治癒（いちじちゆ）
primary healing/intention　創縁が接合され，線維素癒着によって完成する創傷治癒．【cf.】二次治癒，三次治癒

一時的ストーマ（いちじてきすとーま）
temporary stoma　後日，閉鎖，還納することを期して，一時的に造られたストーマ．【cf.】永久〔的〕ストーマ，予防的人工肛門造設術

一次閉鎖（いちじへいさ）
《創の》 primary closure　→一次縫合（いちじほうごう）

一次縫合（いちじほうごう）
primary suture　切創を縫合し，一次治癒に向かわせる縫合．一次閉鎖（primary closure）に同義.

一過性直腸〔神経〕痛（いっかせいちょくちょう〔しんけい〕つう）
proctalgia fugax　痙攣様の疼痛が直腸肛門部に限局して突然発症し，数秒から数分で自然消退する症候．消散性直腸肛門痛とも呼ばれる.

溢流性尿失禁（いつりゅうせいにょうしっきん）
overflow〔urinary〕incontinence　過剰な膀胱充満による尿失禁.

溢流性便失禁 (いつりゅうせいべんしっきん)
overflow fecal incontinence　直腸に便が充満した糞便塞栓の状態で，肛門から液状便が溢れて漏れ出る漏出性便失禁．

遺伝性非ポリポーシス大腸癌 (いでんせいひぽりぽーしすだいちょうがん)
hereditary nonpolyposis colorectal cancer〈HNPCC〉＝ Lynch syndrome Ⅰ, Ⅱ　→リンチ症候群 (りんちしょうこうぐん)

遺尿 (いにょう)
enuresis　尿失禁と同義語であるため，遺尿は使用しない傾向にある．【cf.】夜間遺尿, 夜尿　→尿失禁 (にょうしっきん)

遺糞症 (いふんしょう)
encopresis　4歳以上の小児での慢性便失禁．直腸糞便塞栓が原因であることが多い．

イレウス (いれうす)
ileus　器質的な狭窄がなく腸蠕動の低下によって引き起こされる麻痺性の腸管拡張．【cf.】腸閉塞

イレオストミー (いれおすとみー)
ileostomy　→回腸ストーマ〔造設術〕(かいちょうすとーま〔ぞうせつじゅつ〕)

胃瘻 (いろう)
gastrostomy　胃の瘻孔．

胃瘻造設術 (いろうぞうせつじゅつ)
gastrostomy　胃と皮膚との間に瘻孔を造る手術．近年は局所麻酔下に内視鏡を用いて行われることが多い．
→経皮内視鏡的胃瘻造設術 (けいひないしきょうてきいろうぞうせつじゅつ)

〔局所〕陰圧閉鎖療法 (〔きょくしょ〕いんあつへいさりょうほう)
negative pressure wound therapy〈NPWT〉　創傷を閉鎖環境に保ち持続的あるいは間欠的に陰圧負荷の状態にして治癒を促す物理療法．

陰茎海綿体内注射療法 (いんけいかいめんたいないちゅうしゃりょうほう)
intracavernous injection therapy　プロスタグランジン E_1 を陰茎海綿体に注射して一時的に勃起を誘発する治療法．

陰茎周径・硬度測定 (いんけいしゅうけい・こうどそくてい)
penile circumference and regidity measurement　リジスキャンなどの計器を用いて，視聴覚性的刺激負荷や海綿体内注射や夜間睡眠時の陰茎周径と硬度の変化を測定すること．

陰茎プロステーシス (いんけいぷろすてーしす)
penile prosthesis　器質的勃起機能障害の治療のために陰茎海綿体内に移植して性交可能な硬さにする補填具．
→インフレータブル陰茎プロステーシス (いんふれーたぶるいんけいぷろすてーしす)，ノンインフレータブル陰茎プロステーシス (のんいんふれーたぶるいんけいぷろすてーしす)

インサーターコーン (いんさーたーこーん)
→洗腸液注入用コーン (せんちょうえきちゅうにゅうようこーん)

陰嚢痛 (いんのうつう)
scrotal pain　陰嚢内や陰嚢周囲に感じられる痛み，圧迫感，または不快感である．精巣，精巣上体，精索または陰嚢皮膚に限局することも限局しないこ

ともある．

陰部神経 (いんぶしんけい)
pudendal nerve　S2-4に由来し，外肛門括約筋，外尿道括約筋，肛門挙筋，浅及深会陰横筋，坐骨海綿体筋，球海綿体筋などの横紋筋を支配するとともに，陰茎，陰核，陰囊，陰唇，肛門などの感覚を伝える神経．

陰部神経障害 (いんぶしんけいしょうがい)
pudendal neuropathy　陰部神経分布領域の障害で，知覚障害や外尿道括約筋，外肛門括約筋の筋力低下をきたす．

陰部神経痛 (いんぶしんけいつう)
pudendal neuralgia　陰部神経の機械的あるいは非機械的損傷によって引き起こされる慢性の神経因性疼痛症候群．

陰部神経伝導時間検査 (いんぶしんけいでんどうじかんけんさ)
pudendal nerve termimal motor latency〈PNTML〉　陰部神経の機能を評価するために，陰部神経を電気刺激してから外肛門括約筋が収縮するまでの時間を測定する検査．

インフレータブル陰茎プロステーシス (いんふれーたぶるいんけいぷろすてーしす)
inflatable penile prosthesis〈IPP〉　膨張型のシリコンシリンダーを手術的に陰茎海綿体内に挿入し，性交時にタンク内の液をシリンダーに移動して性交可能の状態に膨張させ，不要時にはタンクに戻す仕掛けになったプロステーシス．

う

ウエックスナースコア (うえっくすなーすこあ)
Wexner score　→クリーブランドクリニック便失禁スコア（くりーぶらんどくりにっくべんしっきんすこあ）

うっ血ストーマ (うっけつすとーま)
congested stoma　局所的な静脈血うっ滞により，暗紫色に腫脹したストーマ．

ウロストミー／ウロストーマ (うろすとみー／うろすとーま)
urostomy/urostoma　→尿路ストーマ（にょうろすとーま）

ウロダイナミクス検査 (うろだいなみくすけんさ)
urodynamic study　→尿流動態検査（にょうりゅうどうたいけんさ）

運動機能障害性尿失禁 (うんどうきのうしょうがいせいにょうしっきん)
impaired mobility urinary incontinence　運動機能障害のために通常の時間内にトイレに到達できずに生じる尿失禁．
→機能障害性尿失禁（きのうしょうがいせいにょうしっきん）

運動機能障害性便失禁 (うんどうきのうしょうがいせいべんしっきん)
impaired mobility fecal incontinence　運動機能障害のために通常の時間内にトイレに到達できずに生じる便失禁．
→機能障害性便失禁（きのうしょうがいせいべんしっきん）

え

永久〔的〕ストーマ（えいきゅう〔てき〕すとーま）
permanent stoma　永久的に使用するように造られたストーマ.【cf.】一時的ストーマ

会陰横筋（えいんおうきん）
transverse muscle of the perineum, transverse perineal muscle　尿生殖隔膜の一部をなす筋肉で骨盤底の前方で横に走行する. 尿道, 腟が貫通する.

会陰下垂（下降）（えいんかすい（かこう））
perineal descent　骨盤底が安静時ないしは怒責時に過剰に下垂している状態.

会陰下垂（下降）症候群（えいんかすい（かこう）しょうこうぐん）
descending perineum syndrome　骨盤底が下垂することに起因する会陰部の重圧感, 疼痛, 排便障害などの諸症状を伴う症候群.

会陰式鎖肛修復術（肛門形成術）（えいんしきさこうしゅうふくじゅつ（こうもんけいせいじゅつ））
perineal repair of imperforate anus　会陰部操作のみで瘻孔を処理し, 正常肛門部に肛門を造る低位鎖肛に対する手術.

会陰創（えいんそう）
perineal wound　会陰（尿生殖洞と肛門の間）にできた〔外〕傷.《杙創や手術創など》

会陰部痛（えいんぶつう）
perineal pain　女性では後陰唇交連（陰唇の後部癒合部）と肛門との間に感じられる痛みであり, 男性では陰嚢と肛門との間に感じられる痛み.

会陰裂傷（えいんれっしょう）
perineal laceration = perineal tear　分娩時に起こる会陰組織の裂傷. 程度によりⅠ～Ⅳ度に分類される.

壊死（えし）
necrosis　細胞, 組織, あるいは器官の死滅した状態.

壊死性腸炎（えしせいちょうえん）
necrotizing enterocolitis　広範な腸管に壊死をきたす, 未熟新生児に発生しやすい疾患.《原因不明. 腸管循環, 免疫機構, 腸蠕動の未発達も関係する》

壊死組織除去（えしそしきじょきょ）
→デブリードマン

S型貯留嚢（えすがたちょりゅうのう）
S-pouch　大腸全摘術後の再建術式として小腸の断端をS型に側々吻合する貯留嚢.

S状結腸ストーマ〔造設術〕（えすじょうけっちょうすとーま〔ぞうせつじゅつ〕）
＝S状結腸人工肛門（えすじょうけっちょうじんこうこうもん）, S状結腸瘻（えすじょうけっちょうろう）　sigmoidostomy = sigmoid colostomy　S状結腸に造設したストーマ／人工肛門／外瘻またはこれを造設する手術.

S状結腸瘤（えすじょうけっちょうりゅう）
sigmoidocele　S状結腸が下垂した腹膜内に下降して直腸前壁を圧迫することによって, 便排出障害や会陰部不快感, 腟腫瘤などを生じる病態.

壊疽性膿皮症（えそせいのうひしょう）
pyoderma gangrenosum　慢性，再発性に経過する皮膚の潰瘍性疾患で，発症には免疫的機序の関与が考えられている．炎症性腸疾患など多様な疾患に合併する．

エチレン・酢酸ビニル・コポリマー（えちれん・さくさんびにる・こぽりまー）
ethylene vinyl acetate copolymer〈EVA〉　疎水性のエチレン（E）と親水性の酢酸ビニル（VA）の共重合体で，その性状は分子量と比率によって大幅に変化する．

遠位大腸（えんいだいちょう）
distal colon　横行結腸の脾曲部付近から肛門側の大腸．《骨盤神経と下腹神経・下腸間膜神経の支配を受ける．生理学用語》

炎症性腸疾患（えんしょうせいちょうしっかん）
inflammatory bowel disease　消化管に炎症，潰瘍を生ずる疾患の総称で，一般には，潰瘍性大腸炎とクローン病の2疾患を指すことが多い．

エンドループ式ストーマ（えんどるーぷしきすとーま）
end-loop stoma/colostomy, ileostomy　離断した腸管の口側を単孔式ストーマ，肛門側断端の腸間膜対側を小さく開口し粘液瘻とする形で同一ストーマ孔に並立し造設するストーマ．

塩類下剤（えんるいげざい）
saline cathartic　吸収されない塩類を用いて，腸内で浸透圧相当の水分を保持し，便通を促す下剤．《酸化マグネシウムなど》

お

横行結腸ストーマ〔造設術〕（おうこうけっちょうすとーま［ぞうせつじゅつ］）
＝横行結腸人工肛門（おうこうけっちょうじんこうこうもん），横行結腸瘻（おうこうけっちょうろう）　transversostomy = transverse colostomy　横行結腸に造設したストーマ／人工肛門／外瘻またはこれを造設する手術．

凹面型面板（おうめんがためんいた）
concave barrier, concavity equipment　皮膚にむかって接皮側に凹形状の面板．

凹面装具（おうめんそうぐ）
concave barriner appliance, concavity equipment appliance　面板が凹面型のストーマ装具．

【cf.】平面装具，凸面装具

オギルビー症候群（おぎるびーしょうこうぐん）
Ogilvie syndrome　→急性結腸偽閉塞症（きゅうせいけっちょうぎへいそくしょう）

オストミー（おすとみー）
ostomy　ストーマを造設する手術．《転じて造設されたストーマを意味することがある》

オストミー患者（おすとみーかんじゃ）
＝ストーマ患者（すとーまかんじゃ）　ostomy patient　ストーマ造設術を受けた患者．

オストミーケア（おすとみーけあ）
ostomy care　ストーマ造設術を受ける人，または保有している人が身体的，心理的，社会的に適応し，QOLを維持向上するために支援すること．【cf.】**ストーマケア，ストーマ管理，ストーマセルフケア**

オストミービジター（おすとみーびじたー）
ostomy visitor　一定の訓練を修了し，ストーマ造設術前後の患者を訪問して精神的支援をするストーマ保有者．

オストメイト（おすとめいと）
ostomate　→ストーマ保有者（すとーまほゆうしゃ）

オストメイト権利憲章（おすとめいとけんりけんしょう）
the Charter of Ostomates Rights　ストーマ保有者のニーズと求めるケアについて，「自分のことを自分で決める独自の生活を送るとともに，決定を下す全過程に参加するために必要な情報とケアを受けられなければならない」という国際オストミー協会の表明．

オストメイト社会適応訓練事業（おすとめいとしゃかいてきおうくんれんじぎょう）
《ストーマ領域での》 social adaptation training program for ostomates　ストーマ保有者に対して講演会・相談会などにより，健康保持に資するとともに，相談に応ずることにより社会復帰を促進することを目的とする事業．福祉事業を日本オストミー協会へ委託している．

オストメイト対応トイレ（おすとめいとたいおうといれ）
ostomy friendly restrooms　安心して外出できる社会環境整備の一環として，ストーマ保有者のバリアフリーとして設置された，公共的施設内の身障者トイレや多機能トイレ．

おむつ（おむつ）
diaper　吸水性素材で作り，身体に密着して使用する，尿および便を採取する用具．【cf.】**紙おむつ**

おむつ皮膚炎（おむつひふえん）
diaper (pad) dermatitis = diaper rash　排泄物を含むおむつやパッドに接触し続けることによって起こる皮膚炎．【cf.】**失禁関連皮膚炎**

か

ガードナー症候群（がーどなーしょうこうぐん）
Gardner's syndrome　大腸腺腫症に骨腫と軟部腫瘍を合併する遺伝性疾患．→**家族性大腸腺腫症**（かぞくせいだいちょうせんしゅしょう）

外陰部痛（がいいんぶつう）
vulvar pain　外性器《女性》およびその周囲に感じられる痛み．

外肛門括約筋（がいこうもんかつやくきん）
external anal sphincter = external sphincter of the anus　内肛門括約筋の外側で肛門管を取り巻く随意筋．皮下，浅，深部の3層で構成される．

外肛門括約筋機能障害
（がいこうもんかつやくきんきのうしょうがい）

external sphincter dysfunction　陰部神経障害や加齢変性などで外肛門括約筋の主な機能である随意収縮能が障害された状態.

外肛門括約筋切除術
（がいこうもんかつやくきんせつじょじゅつ）

external sphincter resection〈ESR〉　直腸癌の肛門温存手術として, 内肛門括約筋とともに外肛門括約筋の一部も同時に切除する手術.【cf.】括約筋間直腸切除術

外周テープ付き〔面板〕
（がいしゅうてーぷつき〔めんいた〕）

skin barrier with adhesive tape　皮膚保護剤の外周が粘着テープになっている面板.

回腸肛門管吻合術
（かいちょうこうもんかんふんごうじゅつ）

ileoanal canal anastomosis〈IACA〉　回腸末端に形成した回腸嚢と外科的肛門管とを吻合する大腸全摘後の再建術式.

回腸肛門吻合術
（かいちょうこうもんふんごうじゅつ）

ileoanal anastomosis〈IAA〉　大腸全摘後に回腸と歯状線以下で吻合する再建術式. 広義には回腸肛門管吻合術も含まれる.

回腸終末部 （かいちょうしゅうまつぶ）

terminal ileum　回腸が回盲弁に至る遠位部分.

回腸新膀胱 （かいちょうしんぼうこう）

ileal neobladder　回腸を用いて形成した自排尿型代用膀胱.《ヘミコック法, ハウトマン法, スチューダー法など》

回腸ストーマ〔造設術〕
（かいちょうすとーま〔ぞうせつじゅつ〕）

＝イレオストミー（いれおすとみー）, 回腸人工肛門（かいちょうじんこうこうもん）, 回腸瘻（かいちょうろう） ileostomy　回腸に造設したストーマ／人工肛門／外瘻またはこれを造設する手術.

回腸導管〔造設術〕
（かいちょうどうかん〔ぞうせつじゅつ〕）

ileal conduit　回腸の一部を空置してこれに尿管を吻合し, 回腸の肛門側端を皮膚へ開口した導管. Bricker 手術とも呼ばれる.

回腸嚢 （かいちょうのう）

ileal pouch　貯留能を持たせる目的で, 回腸を側々吻合して造設する嚢.《J型回腸嚢, S型回腸嚢, W型回腸嚢など》

回腸嚢炎 （かいちょうのうえん）

pouchitis　体内に造設した回腸嚢の粘膜に起こる炎症.

回腸嚢肛門吻合術
（かいちょうのうこうもんふんごうじゅつ）

ileal pouch anal anastomosis〈IPAA〉　回腸末端に形成した回腸嚢と外科的肛門管あるいは歯状線以下の肛門上皮を吻合する大腸全摘後の再建術式. 狭義には後者をさす.

回腸嚢不全 （かいちょうのうふぜん）

pouch failure　回腸嚢肛門吻合術後に種々の合併症によって回腸嚢が機能しない状態.

外尿道括約筋（がいにょうどうかつやくきん）
external urethral sphincter　尿道括約筋のうち，横紋筋で構成される部分を指し，尿禁制機能の主体を担う．

外尿道括約筋筋電図検査
（がいにょうどうかつやくきんきんでんずけんさ）
external urethral sphincter electromyography　外尿道括約筋の収縮状態を筋電図で記録する方法．《骨盤底筋や外肛門括約筋で代用されることが多い》

開放型袋（かいほうがたふくろ）
《ストーマ装具の》　open-ended bag, drainable bag　便排出口のあるストーマ袋．《上部開放式（top opening）と下部開放式（bottom opening）》

開放性二分脊椎
（かいほうせいにぶんせきつい）
open spinal dysraphism　二分脊椎（脊髄閉鎖不全症）において，神経組織を覆う脊椎，筋，皮下組織，皮膚が欠損し神経組織が外表に露出している病態．脊髄髄膜瘤，脊髄披裂が該当．→**脊髄髄膜瘤**（せきずいずいまくりゅう），**脊髄披裂**（せきずいひれつ）

潰瘍（かいよう）
ulcer　病的に上皮が欠損し，その深部組織が露出した状態．なお，欠損が表皮や粘膜にとどまる浅い潰瘍はびらんという．

潰瘍性大腸炎（かいようせいだいちょうえん）
ulcerative colitis　主として粘膜と粘膜下層を広範に侵す大腸の特発性，非特異性炎症性疾患．

外瘻（がいろう）
external fistula　消化管，尿路の一部が皮膚面に開口した瘻孔．

化学走性（かがくそうせい）
chemotaxis　細菌などが酸・アルカリなどの化学的刺激によって，刺激のある方向（正の走化性）や逆の方向（負の走化性）に移動すること．

過活動膀胱〔症候群〕
（かかつどうぼうこう〔しょうこうぐん〕）
overactive bladder〈OAB〉(syndrome)　尿意切迫感を必須症状とし，通常は頻尿，夜間の頻尿を伴う，自覚症状によって定義される症状症候群．尿失禁を伴う場合（OABwet）と伴わない場合（OABdry）がある．その診断のためには尿路感染および局所的な病態を除外する必要がある．

過活動膀胱症状スコア
（かかつどうぼうこうしょうじょうすこあ）
overactive bladder symptom score〈OABSS〉　過活動膀胱の症状《昼間頻尿，夜間頻尿，尿意切迫感，切迫性尿失禁》の頻度をスコア化し，診断および重症度評価を行うための自己記入式質問票．

下下腹神経叢（かかふくしんけいそう）
＝骨盤神経叢（こつばんしんけいそう）　inferior hypogastric plexus＝pelvic plexus　下腹神経（交感神経）と骨盤内臓神経（副交感神経）が直腸側壁で合流し形成した神経叢．

過形成性瘢痕（かけいせいせいはんこん）
→**肥厚性瘢痕**（ひこうせいはんこん）

下行結腸ストーマ〔造設術〕
（かこうけっちょうすとーま〔ぞうせつじゅつ〕）
＝下行結腸人工肛門（かこうけっちょうじん

こうこうもん），下行結腸瘻（かこうけっちょうろう） descending colostomy 下行結腸に造設したストーマ／人工肛門／外瘻またはこれを造設する手術．

下骨盤隔膜筋膜（かこつばんかくまくきんまく）

＝坐骨直腸筋膜（ざこつちょくちょうきんまく） ischiorectal fascia ＝ fascia diaphragmatis pelvis inferior 肛門挙筋の下面《坐骨直腸窩側》を覆う筋膜で，肛門挙筋の起始部で閉鎖筋膜表面に至る．

葛西手術（かさいしゅじゅつ）

Kasai procedure →肝門部腸吻合術（かんもんぶちょうふんごうじゅつ）

ガス失禁（がすしっきん）

gas incontinence 自らの意思に反してガスが漏れる（放屁する）症状．【cf.】便失禁

ガス抜き（がすぬき）

《消化管用ストーマ袋の》 gas release 消化管ストーマ袋からガスを抜いて排除すること．

ガス抜き脱臭フィルター（がすぬきだっしゅうふぃるたー）

deodorizing gas filter ストーマ袋からガスを抜くための脱臭濾過機能付きフィルター．

家族性腺腫性ポリポーシス（かぞくせいせんしゅせいぽりぽーしす）

familial adenomatous polyposis 〈FAP〉, familial polyposis coli 〈FPC〉 →家族性大腸腺腫症（かぞくせいだいちょうせんしゅしょう）

家族性大腸腺腫症（かぞくせいだいちょうせんしゅしょう）

familial adenomatous polyposis 〈FAP〉, familial polyposis coli 〈FPC〉 大腸全域に多数（通常100個以上）の腺腫が発生し，高率に大腸癌を生ずる遺伝性（常染色体顕性遺伝（優性遺伝），APC遺伝子異常）疾患．正常粘膜が介在する非密生型と介在しない密生型に分類されるが，亜型として腺腫数が100個未満のattenuated formも存在する．Gardner症候群は本質的には本疾患と同一疾患である．

カットバック（かっとばっく）

cut back 瘻孔から自然肛門部まで会陰部正中を切開し肛門を造る低位鎖肛に対する手術．

括約筋温存手術（かつやくきんおんぞんしゅじゅつ）

sphincter preserving operation 肛門括約筋を温存する直腸切除術の総称．《低位前方切除術，括約筋間直腸切除術など》【cf.】直腸切断術

括約筋間腔（かつやくきんかんくう）

intersphincteric space 内外肛門括約筋の間隙で，連合縦走筋が存在し，その下端は括約筋間溝になる．

括約筋間溝（かつやくきんかんこう）

intersphincteric groove, intermuscular groove 肛門縁に存在する内外肛門括約筋間の溝で，円周状に浅い凹みとして触知できる．

括約筋間直腸切除術（かつやくきんかんちょくちょうせつじょじゅつ）

intersphincteric resection 〈ISR〉 内肛門括約筋の一部またはすべてを切除し

かてーて

つつ直腸を切除して経肛門的に吻合する肛門温存手術．【cf.】**外肛門括約筋切除術**

カテーテル留置（かてーてるりゅうち）
indwelling catheterization　膀胱，代用膀胱または尿路導管内の尿を排出するためにカテーテルを留置すること．

カバー付きストーマ袋（かばーつきすとーまぶくろ）
《ストーマ装具の》 covered bag　袋全体または袋部の身体側の表面に布などを覆ったもの．

カバーリングストーマ（かばーりんぐすとーま）
covering stoma　吻合部を保護する目的で一時的に造設されたストーマ．→**予防的人工肛門造設術**（よぼうてきじんこうこうもんぞうせつじゅつ）

過敏性腸症候群（かびんせいちょうしょうこうぐん）
irritable bowel syndrome〈IBS〉　繰り返す腹痛が，排便や排便習慣の変化と関連する機能性腸障害．便秘型，下痢型，混合型，分類不能型に分類．

下腹神経叢（かふくしんけいそう）
hypogastric plexus　→**上下腹神経叢**（じょうかふくしんけいそう），**下下腹神経叢**（かかふくしんけいそう）

下部尿路（かぶにょうろ）
lower urinary tract　膀胱と尿道の総称．

下部尿路機能（かぶにょうろきのう）
lower urinary tract function　膀胱・尿道の機能で，尿排出（排尿）機能と蓄尿機能に大別される．→**蓄尿機能**（ちくにょうきのう），**尿排出機能**（にょうはいしゅつきのう）

下部尿路機能障害（かぶにょうろきのうしょうがい）
lower urinary tract dysfunction　膀胱・尿道の機能障害で，尿排出（排尿）機能障害と蓄尿機能障害に大別される．→**尿排出機能障害**（にょうはいしゅつきのうしょうがい），**蓄尿機能障害**（ちくにょうきのうしょうがい）

下部尿路症状（かぶにょうろしょうじょう）
lower urinary tract symptoms　下部尿路に関連する症状．蓄尿症状，尿排出（排尿）症状，排尿後症状に大別される．→**蓄尿症状**（ちくにょうしょうじょう），**尿排出症状**（にょうはいしゅつしょうじょう），**排尿後症状**（はいにょうごしょうじょう）

下部尿路閉塞（かぶにょうろへいそく）
lower urinary tract obstruction　→**膀胱出口部閉塞**（ぼうこうでぐちぶへいそく）

紙おむつ（かみおむつ）
disposable diaper　便，尿を吸着処理することを目的とし，紙などでできた使い捨てのおむつ．《パンツ型，テープ止め型，フラット型》【cf.】**パッド**

カラーボタン様膿瘍（からーぼたんようのうよう）
collar button abscess　炎症性腸疾患での大腸透視検査で粘膜下層の深掘れ潰瘍に造影剤が侵入することによって，カラーボタン様に見える所見．

カラヤガム（からやがむ）
karaya gum　カラヤゴムの木から得られるゴム状の植物浸出液で，天然糊料

としてい用いる高分子多糖．ガラクトース，ラムノース，グルクロン酸などからなる親水性ポリマー．

カルボキシビニルポリマー
（かるぼきしびにるぽりまー）

carboxyvinylpolymer〈CV〉 アクリル酸共重合体の一種で水溶性の親水性ポリマー．

カルボキシメチルセルロース
（かるぼきしめちるせるろーす）

carboxymethylcellulose〈CMC〉 植物繊維が原料となるセルロース系の親水性ポリマー．

陥凹型ストーマ（かんおうがたすとーま）

recessed stoma 周囲皮膚と比較して相対的に低く高さのないストーマ．【cf.】ストーマ陥没

間欠式バルーンカテーテル
（かんけつしきばるーんかてーてる）

intermittent indwelling catheter 間欠導尿実施中の患者が，夜間や外出時など時間を限定して留置する再利用型の（あるいは再利用可能な）バルーンカテーテル．

間欠導尿〔法〕（かんけつどうにょう〔ほう〕）

intermittent catheterization〈IC〉 膀胱または代用膀胱内の尿を排出するために（大抵は一定の間隔で）定期的に間欠的に行う導尿法．【cf.】清潔間欠導尿〔法〕

間質性膀胱炎（ハンナ型）
（かんしつせいぼうこうえん（はんながた））

→ハンナ型間質性膀胱炎（はんながたかんしつせいぼうこうえん）

間質性膀胱炎・膀胱痛症候群
（かんしつせいぼうこうえん・ぼうこうつうしょうこうぐん）

interstitial cystitis/bladder pain syndrome〈IC/BPS〉 膀胱に関連する慢性の骨盤部の疼痛，圧迫感または不快感があり，尿意亢進や頻尿などの下部尿路症状を伴い，混同しうる疾患がない状態．なお，ハンナ病変のある IC/BPS をハンナ型間質性膀胱炎とし，ハンナ病変のない IC/BPS を膀胱痛症候群とする．【cf.】慢性骨盤痛症候群

緩衝作用（かんしょうさよう）

buffer action 皮膚保護剤の pH の変化を緩和する作用．

干渉低周波治療
（かんしょうていしゅうはちりょう）

interferential low-frequency wave stimulation 干渉低周波を使用した電気刺激療法で，体表面に電極を貼り，下部尿路を支配する末梢神経や骨盤底筋を刺激する．腹圧性尿失禁，切迫性尿失禁の治療に使用される．

完全被覆性肛門
（かんぜんひふくせいこうもん）

complete covered anus 自然肛門の直下まできている直腸下端が，過形成の会陰部皮膚により完全に覆われた低位鎖肛．

乾燥タック（かんそうたっく）

dry tack 乾燥した状態で被着体に粘着する性質．【cf.】湿潤タック

灌注排便法（かんちゅうはいべんほう）

irrigation evacuation, evacuation by irrigation →洗腸（せんちょう）

浣腸（かんちょう）
enema 経肛門的に直腸・結腸内へ薬液などを注入すること．

浣腸用具（かんちょうようぐ）
enema kit 浣腸に用いる器具．

浣腸療法（かんちょうりょうほう）
enema treatment 治療目的に薬剤を浣腸すること．**【cf.】**洗腸, 灌注排便法, 順行性洗腸療法

貫通式直腸切除術（かんつうしきちょくちょうせつじょじゅつ）
pull-through excision of the rectum 直腸を切除して結腸を肛門に貫通させる手術．《括約筋温存術式》

ガント・三輪手術（がんと・みわしゅじゅつ）
Gant-Miwa procedure 直腸脱の手術で，粘膜のみを小さく縫合結紮し，これを連続して多数行うことにより，粘膜面積を縮小させる手術．

陥没ストーマ（かんぼつすとーま）
retracted stoma 陥没状態にあるストーマの総称．《広義》 →ストーマ陥没（すとーまかんぼつ）

肝門部腸吻合術（かんもんぶちょうふんごうじゅつ）
＝葛西手術（かさいしゅじゅつ） hepatic portoenterostomy = Kasai procedure 肝外胆管またはその痕跡の結合組織を切除後，肝門部に腸管を吻合し，胆汁を誘導する胆道閉鎖症に対する手術．

緩和〔的〕ストーマ（かんわ〔てき〕すとーま）
palliative stoma/colostomy, ileostomy 切除不能進行（再発）癌による消化管や尿路閉塞に対して症状緩和目的で造設されるストーマ．

き

奇異性下痢（きいせいげり）
→宿便性下痢（しゅくべんせいげり）

奇異性恥骨直腸筋収縮（きいせいちこつちょくちょうきんしゅうしゅく）
paradoxic〔al〕 puborectalis contraction 排便時に弛緩すべき恥骨直腸筋などの骨盤底筋が，逆に収縮するために便を排出するのが困難になる病態．**【cf.】**骨盤底筋協調運動障害, 排便協調障害

機械的刺激（きかいてきしげき）
《ストーマ装具による》 mechanical irritation 圧迫，摩擦，剥離の《皮膚や粘膜への》刺激．

気管食道瘻（きかんしょくどうろう）
tracheoesophageal fistula 胎生期における気管と食道の分離不全から生じる下部食道と気管または気管支の間に残存する瘻孔．

器質性便排出障害（きしつせいべんはいしゅつしょうがい）
organic/structural defecation disorder 直腸・肛門の構造異常が原因で直腸にある便を有効に排出できない病態．《直腸瘤や直腸重積など》 →機能性便排出障害（きのうせいべんはいしゅつしょうがい）

器質性便秘（きしつせいべんぴ）
organic/structural constipation 大腸

癌やクローン病による狭窄など，大腸肛門の器質性疾患が原因で生じる便秘. →機能性便秘（きのうせいべんぴ）

器質的（性）勃起機能障害（きしつてき（せい）ぼっきのうしょうがい）

organic erectile dysfunction　神経，血管，海綿体組織の障害による勃起機能障害.

偽上皮腫性肥厚（ぎじょうひしゅせいひこう）

pseudoepitheliomatous hyperplasia〈PEH〉　ストーマの周囲皮膚が浸軟を繰り返すなどの慢性炎症により生じた皮膚過形成.《凹凸状肥厚》

既製孔（きせいこう）

《面板の》　pre-cut（faceplate/baseplate/skin barrier/wafer）　すでに一定のストーマサイズに合わせてあけてある面板ストーマ孔.【cf.】初孔, 自由開孔, 自在孔

機能障害性尿失禁（きのうしょうがいせいにょうしっきん）

＝機能性尿失禁（きのうせいにょうしっきん）
disability associated urinary incontinence　身体的および精神的障害のために，通常の時間内にトイレ／便器に到達することができない機能的障害による尿失禁.運動機能障害性尿失禁と認知機能障害性尿失禁に分けられる.

機能障害性排尿（きのうしょうがいせいはいにょう）

dysfunctional voiding　神経学的に正常な患者において，排尿中に，尿道括約筋の不十分あるいは不安定な弛緩による，間欠的または変動する尿流によって特徴づけられる尿排出機能障害. →排尿筋括約筋協調不全（はいにょうきんかつやくきんきょうちょうふぜん）

機能障害性便失禁（きのうしょうがいせいべんしっきん）

disability associated fecal incontinence　大腸肛門機能障害によるものではなく，運動機能障害もしくは認知機能障害によって本来の排便行動ができないことによる便失禁.

機能性腸障害（きのうせいちょうしょうがい）

functional bowel disorder　下部消化管（小腸・大腸）に生じる機能性消化管障害で，過敏性腸症候群などが含まれる.

機能性直腸肛門痛（きのうせいちょくちょうこうもんつう）

functional anorectal pain　持続性または反復性の直腸肛門痛があり，直腸肛門部の機能障害を示唆する症状を伴うが，感染や腫瘍など他の明らかな病的状態が認められない症状症候群. →慢性骨盤痛症候群（まんせいこつばんつうしょうこうぐん）

機能性尿失禁（きのうせいにょうしっきん）

→機能障害性尿失禁（きのうしょうがいせいにょうしっきん）

機能性便排出障害（きのうせいべんはいしゅつしょうがい）

functional defecation disorder　直腸・肛門の機能異常が原因で直腸にある便を肛門から円滑に排出できない病態.《骨盤底筋協調運動障害，便排出力低下など》 →器質性便排出障害（きしつせいべんはいしゅつしょうがい）

機能性便秘（きのうせいべんぴ）

functional constipation　大腸通過遅

きのうて

延型便秘や機能性便排出障害など，大腸肛門の機能性障害が原因で生じる便秘．→器質性便秘（きしつせいべんぴ）

機能的勃起機能障害
（きのうてきぼっききのうしょうがい）
functional erectile dysfunction　器質的障害を認めない主に心因性勃起機能障害．

偽膜性大腸炎（ぎまくせいだいちょうえん）
pseudomembranous colitis　抗生物質起因の *Clostridioides difficile* 腸炎．

逆流性回腸炎
（ぎゃくりゅうせいかいちょうえん）
backwash ileitis　潰瘍性大腸炎において回腸末端に炎症が及んだ状態．

逆流防止機構（ぎゃくりゅうぼうしきこう）
《ストーマ袋，蓄尿袋の》　backflow prevention mechanism, reverse flow prevention mechanism　袋内の逆流を防ぐ仕組み．

逆行性射精（ぎゃっこうせいしゃせい）
retrograde ejaculation　射精時に膀胱頸部が閉鎖されないために，精液が陰茎と逆方向の膀胱に流れ込むこと．

逆行性洗腸〔療〕法
（ぎゃっこうせいせんちょう〔りょう〕ほう）
retrograde colonic irrigation　ストーマや肛門から口側大腸内に微温湯を注入して，腸管内を洗浄する排便管理方法．

球海綿体筋反射
（きゅうかいめんたいきんはんしゃ）
bulbocavernosus reflex〈BCR〉　亀頭や陰核をつまむと肛門括約筋が収縮する反射．仙髄反射路の障害で減弱あるいは消失し，仙髄より上位の慢性期の脊髄障害で亢進する．

丘疹（きゅうしん）
papule, papular eczema　限局性の触知できる直径10mm以下の隆起した皮膚病変．

急性結腸偽閉塞症
（きゅうせいけっちょうぎへいそくしょう）
＝オギルビー症候群（おぎるびーしょうこうぐん）　acute colonic pseudo-obstruction ＝ Ogilvie syndrome　器質的閉塞のない急性結腸拡張症で，外傷，骨盤内臓器の手術後などに起こることが多い．

Q チップテスト（きゅーちっぷてすと）
Q-tip test　女性腹圧性尿失禁に対する検査法．砕石位で尿道に綿棒を挿入し，挿入した綿棒の怒責による上方への傾きを見る．30度以上傾けば，尿道過可動の存在が疑われる．

凝固剤（ぎょうこざい）
→排泄物凝固剤（はいせつぶつぎょうこざい）

強制排便（きょうせいはいべん）
compulsory evacuation　人為的な操作を加えて排便させること．《薬剤排便や灌注排便など》

橋排尿中枢（きょうはいにょうちゅうすう）
pontine（pons）micturition center〈PMC〉　脳幹部・橋にある排尿の指令を送る中枢．蓄尿期から排尿期への切り替えを司る中枢．

胸腰髄交感神経核
（きょうようずいこうかんしんけいかく）
sympathetic nucleus of the thora-

co-lumbar spinal cord　第10胸髄から第2腰髄にかけて局在する交感神経の起始核．骨盤内臓器に分布する交感神経である下腹神経の起始核に相当する．

虚血性大腸炎（きょけつせいだいちょうえん）
ischemic colitis　腸間膜動脈などの器質的閉塞を伴わない粘膜血流不全により，粘膜浮腫，出血，潰瘍などを生じる大腸炎．《一過性，狭窄性，壊死性》

巨大結腸〔症〕（きょだいけっちょう〔しょう〕）
megacolon　機械的閉塞機転がないにもかかわらず，結腸が異常に拡張した状態．

巨大直腸〔症〕（きょだいちょくちょう〔しょう〕）
megarectum　機械的閉塞機転がないにもかかわらず，直腸が異常に拡張した状態．

巨大尿管〔症〕（きょだいにょうかん〔しょう〕）
megaureter　尿管下端の通過障害や膀胱尿管逆流，あるいは尿管壁そのものの異常により尿管拡張を呈した病態．多くは先天性疾患による．

近位大腸（きんいだいちょう）
proximal colon　横行結腸の脾弯曲部付近から口側の大腸．《迷走神経と上腸間膜神経の支配を受ける．生理学用語》

禁制（きんせい）
continence　尿や便やガスなどが，漏れないこと．【cf.】尿禁制，便禁制，肛門禁制

禁制〔型〕消化管ストーマ（きんせい〔がた〕しょうかかんすとーま）
＝制御性ストーマ（せいぎょせいすとーま）
continent gastrointestinal stoma　腸管を囊状に縫合し逆流防止弁を作成することにより禁制をもたせるストーマ．（代表的なものにコックパウチがある）
→コックパウチ

禁制〔型〕代用膀胱造設術（きんせい〔がた〕だいようぼうこうぞうせつじゅつ）
continent urinary reservoir　腸管で代用膀胱を造設し，尿禁制（尿が漏れてこない）ストーマを作成する術式で，尿排出はストーマからの間欠導尿により行う．《コックパウチ，インディアナパウチなど》【cf.】自排尿型代用膀胱造設術，禁制〔型〕尿路変向術

禁制〔型〕尿路ストーマ（きんせい〔がた〕にょうろすとーま）
continent urinary stoma　間欠導尿による尿排出のために作成する禁制のある（尿が漏れてこない）尿路のストーマ．【cf.】禁制〔型〕尿路変向術

禁制〔型〕尿路変向術（きんせい〔がた〕にょうろへんこうじゅつ）
continent urinary diversion　膀胱もしくは腸管で作成した代用膀胱に尿禁制（尿が漏れてこない）ストーマを作成する尿路変向術．尿排出はストーマからの間欠導尿により行う．【cf.】非禁制（失禁）〔型〕尿路変向術，尿路変向〔術〕

く

空腸瘻造設術（くうちょうろうぞうせつじゅつ）
jejunostomy　空腸の開口部を作成する手術．

クラリーノ症候群
（くらりーのしょうこうぐん）
Currarino syndrome　仙骨奇形，仙骨前腫瘤，直腸肛門狭窄の３徴からなる症候群．

クリーブランドクリニックの５原則
（くりーぶらんどくりにっくのごげんそく）
Cleveland Clinic five rules for stoma site marking　クリーブランドクリニックで提唱された，ストーマ位置決めをするときに用いる５つの基準．【cf.】ストーマ位置決め，ストーマサイトマーキング

クリーブランドクリニック便失禁スコア
（くりーぶらんどくりにっくべんしっきんすこあ）
＝ウエックスナースコア（うえっくすなーすこあ）　Cleveland Clinic Florida fecal incontinence score〈CCFIS〉＝ Wexner score　便失禁の内容と頻度に日常生活の制限程度を加味して便失禁の重症度を点数化した他覚的評価法．

クレーデ排尿（くれーではいにょう）
＝クレーデ法（くれーでほう）＝手圧排尿（しゅあつはいにょう）　Credé voiding ＝ Credé maneuver　恥骨上部を手で押して膀胱を圧迫して尿排出を促す方法．
→膀胱圧迫（ぼうこうあっぱく）

クレーデ法（くれーでほう）
→クレーデ排尿（くれーではいにょう），膀胱圧迫（ぼうこうあっぱく）

クローン病（くろーんびょう）
Crohn's disease　消化管に起こる，線維化や潰瘍を伴う非特異的肉芽腫様炎症性病変．

クロンカイト・カナダ症候群
（くろんかいと・かなだしょうこうぐん）
Cronkhite-Canada syndrome　消化管ポリポーシス，蛋白漏出性胃腸症，皮膚色素沈着，脱毛，爪甲萎縮などの徴候を呈する非遺伝性疾患．

け

計画療法（けいかくりょうほう）
《下部尿路症状や排便障害に対する》scheduled regimens（for voiding or defecation）　行動療法のうち，排尿計画療法と排便計画療法の両者を意味する用語．→行動療法（こうどうりょうほう）

経肛門的一期的手術
（けいこうもんてきいっきてきしゅじゅつ）
《ソアベ手術の》transendorectal pull-through　開腹することなく，経肛門的にソアベ手術を行う術式．

経肛門的洗腸用器具
（けいこうもんてきせんちょうようきぐ）
transanal irrigation device　経肛門的洗腸療法を施行するために使用する器具．

経肛門的洗腸療法
（けいこうもんてきせんちょうりょうほう）
transanal irrigation〈TAI〉　経肛門的

に直腸内に微温湯を注入して，直腸から下行結腸の便を排出する排便管理方法．

脛骨神経刺激療法
(けいこつしんけいしげきりょうほう)

tibial nerve stimulation　足関節内踝の後方を走行する脛骨神経を，神経刺激装置を用いて電気刺激することによって尿失禁や便失禁を改善する治療法．
→神経変調療法（しんけいへんちょうりょうほう）

係蹄式人工肛門造設術
(けいていしきじんこうこうもんぞうせつじゅつ)

loop colostomy/ileostomy　→ループ式人工肛門造設術（るーぷしきじんこうこうもんぞうせつじゅつ）

係蹄式ストーマ (けいていしきすとーま)

loop stoma　→ループ［式］ストーマ（るーぷ［しき］すとーま）

経尿道的前立腺切除術
(けいにょうどうてきぜんりつせんせつじょじゅつ)

transurethral resection of the prostate　尿道から内視鏡を挿入して，内視鏡下に前立腺腺腫を切除する手術で，前立腺肥大症に対する標準的外科的治療．

経尿道的尿管ステント留置術
(けいにょうどうてきにょうかんすてんとりゅうちじゅつ)

transurethral ureteral stent insertion (placement)　尿管の狭窄・閉塞を解除する目的で，経尿道的に内視鏡下に尿管内にステントを留置する手技．

経皮的腎瘻造設術
(けいひてきじんろうぞうせつじゅつ)

percutaneous nephrostomy　カテーテルを経皮的に腎実質を通して腎盂に留置する術式．

経皮内視鏡的胃瘻造設術
(けいひないしきょうてきいろうぞうせつじゅつ)

percutaneous endoscopic gastrostomy〈PEG〉　胃内視鏡を併用し経皮的に胃瘻を造設する方法．

痙攣性肛門挙筋症候群
(けいれんせいこうもんきょきんしょうこうぐん)

spastic levator syndrome　→肛門挙筋［痙攣］症候群（こうもんきょきん［けいれん］しょうこうぐん）

ケーゲルトレーニング
(けーげるとれーにんぐ)

Kegel training　→骨盤底筋訓練（こつばんていきんくんれん）

下血 (げけつ)

melena, bloody stool　上部消化管からの出血が消化されて排出される黒色便で，本邦では血便を含めることもある．
【cf.】血便

下剤 (げざい)

cathartic, laxative　大腸内容の排泄を促す目的あるいは便を軟化する目的に使用される薬物．

下剤大腸 (げざいだいちょう)

cathartic colon　下剤連用に起因する腸管の痙攣や腸緊張減退，運動能低下により便秘が増強する状態．

血管新生 (けっかんしんせい)

angiogenesis　血管内皮細胞の分裂や遊走などによって新しい血管内腔が形成され，血管が新生してくる過程．

血腫（けっしゅ）
hematoma　組織間または体腔内に出血した血液が腫瘤を形成すること．

結晶沈着（けっしょうちんちゃく）
《尿路ストーマの》crystal deposition　尿中の溶質が結晶を形成し，ストーマ部に沈着すること．アルカリ性で濃縮された尿が誘因となる．

結腸（けっちょう）
colon　盲腸からS状結腸に至る大腸部分．《岬角の高さで直腸に連なる．盲腸，上行結腸，横行結腸，下行結腸，S状結腸の5部に分かれる》

結腸亜全摘術（けっちょうあぜんてきじゅつ）
subtotal colectomy　結腸の一部を残し，結腸をほぼすべて摘出する手術．

結腸運動性障害
（けっちょううんどうせいしょうがい）
colonic motility disorder　結腸が過剰な収縮や弛緩によって便秘や下痢，腹痛などの症状を呈する状態．

結腸過長症（けっちょうかちょうしょう）
dolichocolon, colonic redundancy　結腸が通常より長く，それに伴う腹部膨満や便秘，捻転などの症状が出現する状態．

結腸空置術（けっちょうくうちじゅつ）
colon exclusion　結腸遠位部位への腸内容通過を阻止する手術．

結腸肛門吻合術
（けっちょうこうもんふんごうじゅつ）
coloanal anastomosis　直腸を含めた大腸切除術後に，結腸断端と肛門（外科的肛門管）を吻合する再建術式．

結腸ストーマ〔造設術〕
（けっちょうすとーま〔ぞうせつじゅつ〕）
colostomy, colostoma　結腸に造設した外瘻／人工肛門またはこれを造設する手術．

結腸洗浄（けっちょうせんじょう）
colonic lavage　微温湯などを用いて大腸を直接洗浄すること．【cf.】洗腸

結腸全摘術（けっちょうぜんてきじゅつ）
total〔abdominal〕colectomy　直腸を残し，結腸をすべて摘出する手術．【cf.】結腸亜全摘術

結腸導管（けっちょうどうかん）
colonic conduit　結腸の一部を空置してこれに尿管を吻合し，結腸の肛門側端を皮膚へ開口した導管．放射線治療後など，回腸導管が施行できない症例に使われることがある．

結腸無力症（けっちょうむりょくしょう）
colonic inertia　大腸の蠕動運動不全により内容物移送能が高度に障害され，高度な大腸通過遅延型便秘を呈する状態．

血尿（けつにょう）
hematuria　血液（赤血球）が混入した尿．

血便（けつべん）
hematochezia, bloody stool　下部消化管からの出血による赤色から赤褐色の便．【cf.】下血

下痢（げり）
diarrhea　腸管の吸収障害または腸壁から多量の水分が排出されるため，便が粥状，液体状になる状態．

ケロイド（けろいど）
keloid　皮膚の瘢痕に発生する特有な帯紅色の腫瘍様に増殖する組織.《受傷真皮の範囲を越えて浸潤性に増殖する蟹足腫》【cf.】肥厚性瘢痕

減圧的結腸瘻（げんあつてきけっちょうろう）
decompression（blowhole）colostomy　潰瘍性大腸炎での中毒性巨大結腸症において減圧目的に造設する結腸瘻.

原発性便秘（げんぱつせいべんぴ）
＝一次性便秘（いちじせいべんぴ）　primary constipation　大腸肛門自体の機能や構造の異常が原因で生じる便秘.【cf.】特発性便秘　→続発性便秘（ぞくはつせいべんぴ）

検便（けんべん）
→糞便検査（ふんべんけんさ）

こ

高圧浣腸（こうあつかんちょう）
high hydrostatic enema　イリゲーターを用い, 加圧しながら経肛門的に浣腸液を注入する方法.【cf.】高位浣腸

高圧排尿（こうあつはいにょう）
high pressure voiding / high pressure during the voiding phase　尿排出時に膀胱内圧が異常に高くなる状態. 上部尿路障害の危険因子となる.

高位浣腸（こういかんちょう）
enteroclysis　微温湯, 生理食塩水, 造影剤, 薬剤などを身体よりも高い位置から高低差を利用して, 肛門やストーマから結腸内に注入する処置.【cf.】高圧浣腸

高位鎖肛（こういさこう）
high type anomaly（supralevator anomaly）　直腸下端が恥骨直腸筋より頭側で終わっている直腸肛門奇形. 直腸閉鎖, 直腸尿道瘻, 直腸総排泄腔瘻などがある.

〔直腸〕高位前方切除術（〔ちょくちょう〕こういぜんぽうせつじょじゅつ）
high anterior resection〔of the rectum〕　経腹腔経路だけから病変部の直腸を切除して腹膜反転部より上で近位の腸管と直腸を吻合する手術.【cf.】〔直腸〕低位前方切除術

高解像度直腸肛門内圧測定（こうかいぞうどちょくちょうこうもんないあつそくてい）
high resolution anorectal manometry〈HRARM〉　複数のトランスデューサーによって, 直腸や肛門管の長軸方向の内圧を高解像度で測定する検査.

膠原線維性大腸炎（こうげんせんいせいだいちょうえん）
collagenous colitis　慢性水様性下痢を呈し, 大腸粘膜固有層に膠原線維帯を認める大腸炎.

抗コリン薬（こうこりんやく）
anticholinergics　広義にはコリン作動性受容体に対する拮抗薬（阻害薬）を指すが, 一般的には, コリン作動性ムスカリン受容体に対する拮抗薬（阻害薬）である抗ムスカリン薬と同義語.

過活動膀胱や排尿筋過活動に対する標準的治療薬.

高振幅大腸収縮波 (こうしんぶくだいちょうしゅうしゅくは)

high amplitude propagated contractions〈HAPC〉 強い腸管収縮が連続して肛門側に伝搬する生理的腸管運動.【cf.】大蠕動

硬性凸面型面板 (こうせいとつめんがためんいた)

hard convex skin barrier, hard convexity equipment 《ストーマ装具の》凸状の部分が硬性の面板.

叩打排尿 (こうだはいにょう)

voiding by tapping 脊髄障害者において，下腹部をたたいて（叩打して）脊髄反射による反射性膀胱収縮を惹起させることにより排尿を誘発する治療法. 反射性排尿（誘発）の中の一つの方法. →反射性排尿（誘発）(はんしゃせいはいにょう（ゆうはつ）)

行動療法 (こうどうりょうほう)

《下部尿路症状や排便障害に対する》behavioral intervention (therapy) 下部尿路症状や排便障害を改善するために行動を変容すること. 生活指導, 排尿計画療法, 排便計画療法, 骨盤底筋訓練, バイオフィードバック療法などが含まれる.

紅斑 (こうはん)

erythema 皮膚末梢血管の充血によって起こる皮膚斑.《非炎症性, 非可逆的の赤い斑の血管拡張や, 広義の皮疹 (rash) と区別する》

後部尿道弁 (こうぶにょうどうべん)

posterior urethral valve 男児の後部尿道に弁様構造が先天的にあり，通過を障害する疾患.《両側水腎症を併発することが多い》

硬便 (こうべん)

hard stool 硬い糞便.

後方括約筋形成術 (こうほうかつやくきんけいせいじゅつ)

posterior sphincteroplasty, postanal repair →後方肛門挙筋形成術 (こうほうこうもんきょきんけいせいじゅつ)

後方肛門挙筋形成術 (こうほうこうもんきょきんけいせいじゅつ)

postanal repair 便失禁改善のために, 肛門挙筋の一部である恥骨直腸筋を肛門の背側で縫縮する手術法.【cf.】肛門挙筋形成術

肛門〔管〕超音波検査 (こうもん〔かん〕ちょうおんぱけんさ)

anal endosonography, endoanal ultrasonography 肛門管内に挿入した超音波探触子（放射状や矢状）を用いて, 肛門括約筋や痔瘻など肛門管の外側の構造や異常を診断するための検査.

肛門移行〔上皮〕帯 (こうもんいこう〔じょうひ〕たい)

anal transitional zone, transitional zone 直腸の円柱上皮と肛門の扁平上皮の間に存在する環状の上皮帯で, 単層円柱上皮と重層扁平上皮が混在する.

肛門会陰皮膚瘻 (こうもんえいんひふろう)

anocutaneous fistula 低位鎖肛において肛門管が細い瘻孔となり会陰皮膚に

開口する状態．

肛門縁（こうもんえん）
anal verge　肛門管（無毛）と会陰部皮膚（有毛）の境界部．

肛門拡張術（こうもんかくちょうじゅつ）
anal dilatation, dilation of the anus　肛門を用手またはブジーで拡張する方法．強制的拡張は肛門括約筋損傷の原因になる．

肛門括約筋（こうもんかつやくきん）
anal sphincter〔muscle〕　肛門管を外側から取り巻く内肛門括約筋《平滑筋，不随意筋》と外肛門括約筋《横紋筋，随意筋》の総称．

肛門括約筋筋電図検査（こうもんかつやくきんきんでんずけんさ）
electromyography of anal sphincter　肛門括約筋の収縮状態を筋電図で記録し，直腸・肛門機能を評価する方法．

肛門括約筋形成術（こうもんかつやくきんけいせいじゅつ）
anal sphincteroplasty　かつての会陰裂傷や外傷などによって生じた陳旧性の肛門括約筋断裂を縫合・形成する手術．【cf.】肛門括約筋修復術

肛門括約筋再建術（こうもんかつやくきんさいけんじゅつ）
＝肛門再建手術（こうもんさいけんしゅじゅつ）
anal sphincter reconstruction ＝ reconstructive anal surgery　肛門機能廃絶に対して，括約筋機能を代用するために大腿薄筋などで肛門を再建する手術．

肛門括約筋修復術（こうもんかつやくきんしゅうふくじゅつ）
anal sphincter repair　会陰裂傷や外傷などによって生じたばかりの新鮮な肛門括約筋断裂を縫合・修復する手術．【cf.】肛門括約筋形成術

肛門管（こうもんかん）
anal canal　外科的肛門管と解剖学的肛門管に区別する．外科的肛門管は，直腸下端（恥骨直腸筋付着部上縁）から肛門縁までの管状部と定義され，解剖学的肛門管は，歯状線から肛門縁までの重層扁平上皮部と定義される．
→図12　肛門管の解剖（p.155）

肛門癌（こうもんがん）
anal cancer（carcinoma）　肛門縁より外側の皮膚細胞に発生する癌で扁平上皮癌が多い．広義には肛門管癌を含む．

肛門管癌（こうもんかんがん）
anal canal cancer（carcinoma），carcinoma of the anal canal　外科的肛門管内の癌．《腺癌，粘液癌，扁平上皮癌》国際分類では直腸粘膜発生は直腸癌とされる．　→肛門管

肛門管電気刺激療法（こうもんかんでんきしげきりょうほう）
anal electrical stimulation　肛門管内に電極を挿入し，肛門管を電気刺激することによって便失禁を改善する治療法．

肛門鏡（こうもんきょう）
anal speculum, anoscope　肛門管内に挿入して肛門を開大し，肛門内部や下部直腸を観察するための診察器具の総称．

肛門狭窄〔症〕
（こうもんきょうさく〔しょう〕）
anal stenosis（stricture） 肛門が狭い状態．先天性ないしは肛門手術後，または裂肛，痔瘻の慢性化に伴って生じることが多い．

肛門挙筋（こうもんきょきん）
levator ani, levator ani muscle, levator muscle of the anus 骨盤底を形成する筋群で恥骨直腸筋，恥骨尾骨筋，腸骨尾骨筋からなる．

肛門挙筋形成術
（こうもんきょきんけいせいじゅつ）
levatorplasty 便失禁の改善や直腸瘤の修復のために，肛門挙筋を縫縮する手術法．《前方肛門挙筋形成術など》【cf.】後方肛門挙筋形成術

肛門挙筋症候群
（こうもんきょきんしょうこうぐん）
＝痙攣性肛門挙筋症候群（けいれんせいこうもんきょきんしょうこうぐん） levator ani syndrome, levator syndrome ＝ spastic levator syndrome 機能的肛門痛をきたす病態の一つで，肛門挙筋の緊張の高まりや精神的因子によるもの．

肛門禁制（制御）
（こうもんきんせい（せいぎょ））
anal continence 排便，排ガスを制御する行為やその能力．【cf.】便禁制

肛門筋電図検査（こうもんきんでんずけんさ）
anal electromyography 肛門括約筋の電気的活動度を測定する検査．刺入電極と表面電極によるものがある．

肛門杙刺創（こうもんくいしそう）
impalement of the anus →肛門杙創

肛門浴槽
（こうもんよくそう）

肛門クッション（こうもんくっしょん）
anal cushion 肛門管上皮下にある静脈叢，トライツ靭帯，結合組織からなる弾力性に富んだ部位．

肛門形成術（こうもんけいせいじゅつ）
anoplasty 肛門狭窄や裂肛等に対して有茎皮膚移植術などで肛門管の拡張を図る手技．【cf.】会陰式鎖肛修復術

肛門痙攣（こうもんけいれん）
anal spasm 肛門括約筋の痙縮．機能性直腸肛門痛の原因の一つと考えられている．

肛門後交連瘻（こうもんこうこうれんろう）
《鎖肛の》 anovulvar fistula 低位鎖肛において肛門管が細い瘻孔として腟前庭後交連に開口している状態．

肛門後方修復術
（こうもんこうほうしゅうふくじゅつ）
postanal repair →後方肛門挙筋形成術（こうほうこうもんきょきんけいせいじゅつ）

肛門再建手術（こうもんさいけんしゅじゅつ）
reconstructive anal surgery →肛門括約筋再建術（こうもんかつやくきんさいけんじゅつ）

肛門失禁（こうもんしっきん）
anal incontinence 肛門から糞便やガスが不随意に漏れる状態．【cf.】便失禁

肛門周囲膿瘍（こうもんしゅういのうよう）
perianal abscess, periproctal abscess 肛門周囲に生じた膿瘍．肛囲膿瘍とも呼ばれ，肛門腺の感染やクローン病などが原因．

肛門周囲皮膚炎（こうもんしゅういひふえん）
perianal dermatitis　肛門周囲の皮膚炎.

肛門神経症（こうもんしんけいしょう）
anal neurosis　主に精神的な原因で肛門違和感や異常感覚, 自臭症を訴える病態. 若年者に多い.

肛門性交（こうもんせいこう）
anal coitus, anal intercourse　肛門を用いた性行為.

肛門静止圧（こうもんせいしあつ）
resting anal pressure　肛門内圧測定において安静時にみられる肛門内圧のこと.

肛門腺癌（こうもんせんがん）
anal gland cancer（carcinoma）　肛門腺から発生した癌腫.

肛門挿入型失禁装具
（こうもんそうにゅうがたしっきんそうぐ）
anal insert device for fecal incontinence　肛門から挿入し, 直腸内に留置して便失禁を制御する装具. →図26（p.167）

肛門掻痒症（こうもんそうようしょう）
pruritus ani　食事, 感染, 分泌物等の原因により肛門周囲皮膚に強い掻痒を訴える病態.

肛門脱（こうもんだつ）
→脱肛（だっこう）

肛門知覚（感覚）
（こうもんちかく（かんかく））
anal sensation　肛門管上皮, 特に肛門移行帯における知覚で, ガスと便の識別能力にかかわる.

肛門腟前庭瘻（こうもんちつぜんていろう）
《鎖肛の》anovestibular fistula　低位鎖肛で肛門管が細い瘻孔として腟前庭に開口している状態.

肛門直腸移行部
（こうもんちょくちょういこうぶ）
anorectal junction　1. 外科的肛門管の上縁. 2. 解剖学的肛門管の上縁. 直腸粘膜と肛門上皮の移行する部位で, 歯状線で境界される.

肛門直腸角（こうもんちょくちょうかく）
anorectal angle　直腸長軸と肛門管長軸の間に形成される角度.

肛門直腸輪（こうもんちょくちょうりん）
anorectal ring　肛門管と直腸膨大部の境界線で, 恥骨直腸筋付着部の上縁に相当する.

肛門痛（こうもんつう）
anal pain　→直腸肛門痛（ちょくちょうこうもんつう）

肛門粘液漏（こうもんねんえきろう）
→粘液失禁（ねんえきしっきん）

肛門粘膜脱（こうもんねんまくだつ）
anal mucosal prolapse　→直腸粘膜脱（ちょくちょうねんまくだつ）

肛門粘膜電気〔刺激〕感覚検査
（こうもんねんまくでんき〔しげき〕かんかくけんさ）
anal mucosal electrical〔sensitivity〕examination　肛門管表面を電気刺激して, 刺激感を初めて知覚する最小電流量を測定することで肛門感覚能を評価する検査.【cf.】**直腸粘膜電気〔刺激〕感覚検査**

肛門粘膜電気感覚閾値（こうもんねんまくでんきかんかくいきち）

anal mucosal electrosensitivity　肛門管に挿入した電気刺激装置を用いて測定された肛門粘膜の最小感覚の値．

肛門反射（こうもんはんしゃ）

anal reflex, anocutaneous reflex　肛門周囲皮膚を刺激すると肛門括約筋が収縮する反射．

肛門杙創（こうもんよくそう）

＝肛門杭刺創（こうもんくいしそう）　impalement of the anus　刺創以外で，棒などの鈍的な物体による会陰部・肛門から直腸・骨盤内・腹腔に至る刺創．その多くは高所からの落下による．

肛門裂創（こうもんれっそう）

anal laceration　肛門管の過度の伸展により肛門管上皮に裂創を生じたもの．

国際オストミー協会（こくさいおすとみーきょうかい）

International Ostomy Association〈IOA〉　世界70カ国以上のオストミー団体が加盟している患者会組織．日本オストミー協会は1974年の設立当初から加盟し，国際的活動に参加している．

国際障害分類（こくさいしょうがいぶんるい）

International Classification of Impairments, Disabilities, and Handicaps〈ICIDH〉　世界保健機関（WHO）が国際疾病分類（ICD）の補助として，1980年に障害に関する国際的な分類として，1. 機能障害 impairments, 2. 能力障害 disabilities, 3. 社会的不利 handicaps の3つに分類する考え方を提示した．　→障害（しょうがい）

国際生活機能分類（こくさいせいかつきのうぶんるい）

International Classification of Functioning, Disability and Health〈ICF〉　2001年世界保健機関において，国際障害分類（ICIDH）の改訂版として採択．人間の生活に関連するすべての機能や能力に着目し，生活機能や生活能力の障害を，1. 心身機能・身体構造，2. 活動，3. 参加に分類し，健康状態（変調または病気）と背景因子（個人因子と環境因子の二つ）とも関連する相互作用として捉えている．　→障害（しょうがい）

国際前立腺症状スコア（こくさいぜんりつせんしょうじょうすこあ）

international prostate symptom score〈IPSS〉　男性の下部尿路症状患者において，自覚症状の重症度をスコア化して評価するための自己記入式質問票．

固形便（こけいべん）

solid stool　形が崩れない程度に固まった糞便．

鼓腸（こちょう）

meteorism, tympanites　腸管内または腹腔内のガスの貯留により腹部が膨隆した状態．鼓張ともいう．

コックパウチ（こっくぱうち）

Kock pouch《Kock continent ileal reservoir》　回腸からパウチを造り，ニップルバルブを設けて失禁防止機能と逆流防止機能をもたせる術式．《カテーテルによる排除を必要とする．尿路用と消化管用とがあり，前者をコック回腸膀胱ともいう》

骨盤〔内臓〕神経（こつばん〔ないぞう〕しんけい）
pelvic nerve　第二～第四仙髄に由来する副交感神経で，骨盤神経叢に入る神経．

骨盤隔膜（こつばんかくまく）
pelvic diaphragm　骨盤下口（骨盤出口）を閉鎖する肛門挙筋と（坐骨）尾骨筋からなる隔膜．

骨盤死腔炎（こつばんしくうえん）
pelvic dead space infection　直腸切断術や骨盤内臓全摘術など会陰創を伴う手術後に骨盤内の空洞に生じた術後感染症．

骨盤神経叢（こつばんしんけいそう）
pelvic plexus　→下下腹神経叢（かかふくしんけいそう）

骨盤臓器脱（こつばんぞうきだつ）
pelvic organ prolapse〈POP〉　腟前壁，腟後壁，腟円蓋（子宮頸部／子宮）または子宮摘出後の腟断端の下垂．女性特有の疾患で，膀胱瘤，直腸瘤，子宮脱，腟断端脱を含む．広義には直腸脱も含む．

骨盤底（こつばんてい）
pelvic floor　骨盤底筋，尿生殖隔膜，会陰腱中心，内骨盤筋膜からなる骨盤の底を形成する構造物．

骨盤底機能障害（こつばんていきのうしょうがい）
pelvic floor dysfunction, pelvic floor disorder　主として骨盤底筋の機能障害およびそれによって生じる排便障害，下部尿路機能障害，骨盤臓器脱，直腸脱などの総称．

骨盤底筋（こつばんていきん）
pelvic floor muscle　骨盤底を形成する構造物のうち筋肉組織を指す．肛門挙筋，横紋筋性泌尿生殖括約筋，坐骨海綿体筋，球海綿体筋が含まれる．【cf.】肛門挙筋

骨盤底筋協調運動障害（こつばんていきんきょうちょううんどうしょうがい）
pelvic floor incoordination, pelvic floor muscle dyssynergia　排尿・排便時に弛緩すべき恥骨直腸筋などの骨盤底筋が十分に弛緩しないか，逆に収縮するために，尿や便の排出が困難になる病態．【cf.】機能障害性排尿，排便協調障害，奇異性恥骨直腸筋収縮

骨盤底筋訓練（こつばんていきんくんれん）
＝ケーゲルトレーニング（けーげるとれーにんぐ）　pelvic floor muscle training (exercise) = Kegel training　随意的に骨盤底筋の収縮と弛緩を繰り返して骨盤底筋を強化する理学療法．腹圧性尿失禁，切迫性尿失禁，便失禁や骨盤臓器脱などの治療として行われる．

骨盤底形成（再建）術（こつばんていけいせい（さいけん）じゅつ）
pelvic floor repair (reconstruction)　骨盤臓器脱に対し，脆弱化した骨盤内臓器支持組織を修復する再建手術．膀胱瘤，直腸瘤，子宮脱など病態別で術式が異なる．

骨盤底サポーター（こつばんていさぽーたー）
pelvic floor supporter　骨盤臓器脱や尿失禁による症状を改善するために着用する用品．

骨盤内臓全摘術（こつばんないぞうぜんてきじゅつ）
total pelvic exenteration　骨盤内臓器をすべて摘除する手術.

固定型袋（こていがたふくろ）
＝ベタバリ袋（べたばりぶくろ）《単品系のストーマ装具》　stationary bag　接皮側に粘着剤が塗布されている袋.《面板全面で袋と接合》

固定型フランジ（こていがたふらんじ）
stationary flange　《ストーマ装具》面板に固定されているフランジ.

固定創（こていそう）
fixed wound face　創がこれ以上によくも悪くも変化しない状態. 創面固定ともいう.

粉状皮膚保護剤（こなじょうひふほござい）
skin barrier powder　親水性ポリマーを主体とした粉状の皮膚保護剤.

コネクター（こねくたー）
connector　→《尿路ストーマ袋用接続管》

孤立性直腸潰瘍症候群（こりつせいちょくちょうかいようしょうこうぐん）
solitary rectal ulcer syndrome　→直腸粘膜脱症候群（ちょくちょうねんまくだつしょうこうぐん）

コロストミー（ころすとみー）
＝コロストーマ　colostomy＝colostoma　→結腸ストーマ（けっちょうすとーま）

コロストミー機能不全（ころすとみーきのうふぜん）
colostomy malfunction　減圧目的の結腸瘻や排便目的の結腸ストーマとして十分に機能しない状態.

混合性尿失禁（こんごうせいにょうしっきん）
mixed urinary incontinence　腹圧性尿失禁と切迫性尿失禁が合併した尿失禁.

混合性便失禁（こんごうせいべんしっきん）
mixed fecal incontinence　漏出性便失禁と切迫性便失禁の両症状を有する便失禁.

根治的前立腺摘除術（こんちてきぜんりつせんてきじょじゅつ）
radical prostatectomy　前立腺癌に対して，前立腺・精嚢を摘除する手術.

根治的膀胱摘除術（こんちてきぼうこうてきじょじゅつ）
＝膀胱全摘除術（ぼうこうぜんてきじょじゅつ）　radical cystectomy　膀胱を前立腺・精嚢とともに周囲組織を含めて摘除する手術. 女性では尿道を含めて摘除.

コンドーム型収尿器（こんどーむがたしゅうにょうき）
condom catheter　コンドーム型をした陰茎に装着する収尿器（受尿具）.

さ

再使用型装具（さいしようがたそうぐ）
reusable appliance　《ストーマ装具の》再使用が可能になっている装具.

最大随意収縮圧（さいだいずいいしゅうしゅくあつ）
《肛門の》 maximum squeeze pressure〈MSP〉 随意的に肛門を収縮させた時の肛門管内の最大圧．実測値と静止圧からの増加値の２種類がある．

最大静止圧（さいだいせいしあつ）
《肛門の》 maximum resting pressure〈MRP〉 安静時の肛門管内の最大圧．

最大耐容量（さいだいたいようりょう）
《直腸の》 maximum tolerable volume〈MTV〉 直腸バルーン感覚検査で，直腸内に留置したバルーン拡張において，被検者が耐えられる最大の容量．【cf.】直腸感覚発現容量（初期感覚閾値），便意発現容量

最大尿流量（さいだいにょうりゅうりょう）
maximum flow rate 尿流測定検査における尿流量の最大値（mL/sec）．

先薄型（さきうすがた）
→テーパーエッジ（てーぱーえっじ）

鎖肛（さこう）
imperforate anus →直腸肛門奇形（ちょくちょうこうもんきけい）

鎖肛修復術（さこうしゅうふくじゅつ）
repair of imperforate anus 低位鎖肛にはカットバック，会陰式修復術，中間位や高位鎖肛には仙骨会陰式，腹会陰式，腹仙骨会陰式，ペーニァ手術などが行われる．

坐骨直腸筋膜（ざこつちょくちょうきんまく）
ischiorectal fascia →下骨盤隔膜筋膜（かこつばんかくまくきんまく）

坐浴（座浴）（ざよく）
《臀部の沐浴》 sitz bath 臀部を温水に浸し温めて同部の血流改善や痛みの軽減を図る処置．

澤口法（さわぐちほう）
Sawaguchi's procedure 肝門部に吻合した腸をまずストーマとし，上行性胆管炎を防止し，胆汁の分泌を補助する胆道閉鎖に対する胆管炎防止術式．

三次治癒（さんじちゆ）
tertiary healing/intention 感染創を開放創のまま管理し，創の浄化後に縫合し治癒する過程．【cf.】一次治癒，二次治癒

サンチュリー法（さんちゅりーほう）
Santulli's procedure 腸管を離断し，拡張した近位腸管切離端をストーマとし，細い遠位腸管切離端をストーマの直下に側端吻合する術式．《便を排除しにくい胎便性イレウスに用いる術式》

残尿（ざんにょう）
residual urine 排尿直後に膀胱内に尿が残存すること，あるいはその残存する尿．

残尿感（ざんにょうかん）
feeling of incomplete bladder emptying 排尿後に完全に膀胱が空になっていない感じがするという愁訴．

残尿測定（ざんにょうそくてい）
measurement of postvoid residual urine 排尿直後に膀胱に残っている尿量を測定すること．《カテーテル法や超音波法などがある》

残尿率（ざんにょうりつ）
residual urine rate　残尿率（％）＝残尿量／膀胱容量（排尿量＋残尿量）

サンプリング機能（さんぷりんぐきのう）
＝内容識別能（ないようしきべつのう）《直腸・肛門の》 sampling function　直腸肛門抑制反射に伴って，直腸内容物が肛門管上皮の感覚受容体に接触して，ガスや便性状を識別する機能．

残便感（ざんべんかん）
feeling of incomplete defecation（evacuation）　排便後に，まだ便が残存しているような感覚．

し

シートン（しーとん）
seton　痔瘻手術に際し一次口と二次口，また二次口間に通して治癒を待つ輪状の人工物のこと．

J型貯留囊（じぇいがたちょりゅうのう）
J-pouch　直腸切除や大腸全摘手術後の再建術式として小腸や大腸の断端をJ型に側々吻合する貯留囊．

哆開（しかい）
《創の》 dehiscence　腹壁縫合創が全層にわたって裂開した状態．【cf.】離開

弛緩性大腸（しかんせいだいちょう）
areflexic（flaccid）bowel　脊髄円錐や馬尾神経の障害によって機能が障害された腸管．直腸肛門部の知覚低下・消失や骨盤底筋・外肛門括約筋の収縮力低下・消失が特徴．

磁気刺激療法（じきしげきりょうほう）
magnetic stimulation therapy　腹圧性尿失禁あるいは切迫性尿失禁に対して行う，磁気刺激による神経変調療法．

色素脱失（しきそだっしつ）
depigmentation　正常上皮色素の消失．【cf.】白斑

色素沈着（しきそちんちゃく）
pigmentation　生体内に色素が病的に出現すること．

磁気的肛門括約筋（じきてきこうもんかつやくきん）
magnetic anal sphincter　磁力を応用した便失禁の治療法で，14〜20個のチタンの磁気ビーズをワイヤーで連結し，外肛門括約筋の外側に留置する手術．

自己感作（じこかんさ）
autosensitization　自分自身の体細胞に感作すること．《isosensitization》

自己融解（じこゆうかい）
autolysis　死滅変性した細胞がその細胞内の酵素によって自己消化されること．

自在孔（じざいこう）
《面板の》 moldable（faceplate/baseplate/skin barrier/wafer）　ストーマサイズに合わせて用手で成形する面板ストーマ孔．【cf.】既成孔, 初孔, 自由開孔

支持体（しじたい）
《ストーマ領域での》 backing film　粘着テープや板状皮膚保護剤の非接皮

側にある基材.

歯状線（しじょうせん）
dentate line, pectinate line　肛門縁から口側約2cmにある全周性，鋸歯状の構造物で肛門上皮と移行帯上皮の境界とされる．

指診（ししん）
digital examination　→直腸〔指〕診（ちょくちょう〔し〕しん）

自然排尿（しぜんはいにょう）
spontaneous（voluntary）voiding
→自排尿（じはいにょう）

自然排便（しぜんはいべん）
spontaneous（natural）evacuation of stool　人為的操作を加えずに肛門または消化管ストーマから排便すること．

自然排便法（しぜんはいべんほう）
→自然排便（しぜんはいべん）

失禁（しっきん）
incontinence　不随意な便，ガスまたは尿の漏れ．《ストーマからの排出は除く》反対語は禁制．

失禁関連皮膚炎（しっきんかんれんひふえん）
incontinence associated dermatitis〈IAD〉　尿または便（あるいは両方）が皮膚に接触することにより生じる皮膚炎．

失禁ケア用品（しっきんけあようひん）
incontinence products　尿失禁や便失禁のケアで使用する用品の総称．《おむつなど》→図25(p.166)

湿潤環境（しつじゅんかんきょう）
《創の》wet environment　創を乾燥させないよう適度な湿度を与え，細胞や組織を保護する環境．

湿潤乾燥ドレッシング法（しつじゅんかんそうどれっしんぐほう）
wet to dry dressing　創内に生理食塩水を含ませたガーゼを充填し，それが乾燥する前に交換する方法．

湿潤タック（しつじゅんたっく）
wet tack　湿潤した状態で被着体に粘着する性質．【cf.】乾燥タック

指定難病（していなんびょう）
designated intractable diseases　国により定められた要件を満たす医療費助成制度の対象となる難病．

シネ排泄造影（排便造影検査）（しねはいせつぞうえい（はいべんぞうえいけんさ））
cine defecography　排便造影を動画として録画したもの．

自排尿（じはいにょう）
＝自然排尿（しぜんはいにょう）　spontaneous（voluntary）voiding　人為的操作を加えずに尿道から排尿すること．《失禁や導尿を含まない》

自排尿型代用膀胱造設術（じはいにょうがただいようぼうこうぞうせつじゅつ）
＝新膀胱造設術（しんぼうこうぞうせつじゅつ）　orthotopic neobladder　腸管で代用膀胱を造設し，尿道と吻合する術式で，膀胱内の尿は腹圧により尿道から排出する．

搾り出し排尿（しぼりだしはいにょう）
bladder expression　→膀胱圧迫（ぼう

しゃしゅ

こうあっぱく）

射出 （しゃしゅつ）
《精液の》 emission　精液が後部尿道へ排出される現象．

射精 （しゃせい）
ejaculation　後部尿道に排出された精液を体外へ放出する現象．

射精障害 （しゃせいしょうがい）
ejaculatory dysfunction　射精の困難な状態．《射精が不可能な場合だけでなく，射精までの時間の短縮（早漏）や遅延（遅漏）も含まれる》

手圧排尿 （しゅあつはいにょう）
→クレーデ排尿（くれーではいにょう），膀胱圧迫（ぼうこうあっぱく）

自由開孔 （じゆうかいこう）
《面板の》 cut-to-fit（faceplate/baseplate/skin barrier/wafer）　ストーマサイズに合わせて自由に孔をあけることができる面板ストーマ孔．【cf.】既成孔, 初孔, 自在孔

習慣排尿法 （しゅうかんはいにょうほう）
habit training for urination　患者の排尿習慣（排尿パターン）にあわせ，失禁を起こす前にトイレに予防的に行くスケジュールを作る方法．→行動療法（こうどうりょうほう），計画療法（けいかくりょうほう）

習慣排便法 （しゅうかんはいべんほう）
habit training for defecation　便意を感じられない患者自身が，食後などタイミングを決めて計画的に排便する習慣を身につける行動療法．計画排便法の一つ．→行動療法（こうどうりょうほ

う），計画療法（けいかくりょうほう）

重積式直腸切除術 （じゅうせきしきちょくちょうせつじょじゅつ）
invagination method of rectal excision　直腸を切除して結腸を肛門に重積させ吻合を行う手術．【cf.】括約筋温存術式

十二指腸閉鎖／〔先天性〕狭窄 （じゅうにしちょうへいさ／〔せんてんせい〕きょうさく）
duodenal atresia/〔congenital〕stenosis　十二指腸の先天性閉鎖／狭窄．《胆管・膵管の発生に関連して，十二指腸乳頭近傍に生じやすい》

収尿器 （しゅうにょうき）
urine collection system　排出尿を一時的に蓄尿袋などに溜めておく補装具．固定部，受尿部，接続部，蓄尿部など一連の接続したシステム．

重複尿管 （じゅうふくにょうかん）
→重複尿管（ちょうふくにょうかん）

終末時尿滴下 （しゅうまつじにょうてきか）
terminal dribbling　→排尿終末時尿滴下（はいにょうしゅうまつじにょうてきか）

宿便 （しゅくべん）
〔stercoral〕coprostasis　大腸，特に直腸に長時間停滞貯留している便．

宿便性下痢 （しゅくべんせいげり）
＝奇異性下痢（きいせいげり）　stercoraceous diarrhea, stercoral diarrhea, paradoxical diarrhea　高度な便秘で閉塞した腸管内圧が高まり局所の充血，粘液分泌亢進により起こる下痢．

受尿器 （じゅにょうき）
＝尿器（にょうき）　urine bottle　一般に

は瓶の形をして携帯可能となっている尿を受ける器.《男性用と女性用がある》

受尿部（じゅにょうぶ）
《収尿器の》 urine receiving part 体内から排出された尿を直接に受ける部分.

主要下部尿路症状スコア（しゅようかぶにょうろしょうじょうすこあ）
core lower urinary tract symptom score〈CLSS〉 日本で開発された下部尿路症状のスクリーニング評価に有用な質問票.《初診時に重要な症状を聞き落とさないための10項目からなる》

主要睡眠時間〔帯〕（しゅようすいみんじかん〔たい〕）
main sleep period 入眠から翌朝起床時までの夜間睡眠時間帯.

順行性洗腸〔療法〕（じゅんこうせいせんちょう〔りょうほう〕）
antegrade continence enema〈ACE〉 小腸・虫垂・盲腸皮膚瘻を介して液体を注入し，順行性に洗腸を行う方法.【cf.】浣腸療法，灌注排便法

昇圧帯（しょうあつたい）
high pressure zone 肛門内圧測定において一定の内圧以上の圧を示す肛門分画のこと.

障害（しょうがい）
disability 疾患によって引き起こされた身体の不都合，生活上の困難，不自由，不利益.［国際生活機能分類では機能障害（構造障害を含む），活動制限，参加制約に分類］→国際障害分類（こくさいしょうがいぶんるい），国際生活機能分類（こくさいせいかつきのうぶんるい）

障害者基本法（しょうがいしゃきほんほう）
Basic Act for Persons with Disabilities 障害者の自立及び社会参加の支援等のための施策の基本となる事項を定めること等により，障害者の自立及び社会参加の支援等のための施策を総合的かつ計画的に推進することを目的とする法律.［障害者基本法1条］

障害者雇用促進法（しょうがいしゃこようそくしんほう）
Act to Facilitate the Employment of Persons with Disabilities 障害者（身体障害者または知的障害者）の雇用と在宅就労の促進について定めた法律.

障害者総合支援法（しょうがいしゃそうごうしえんほう）
Services and Supports for Persons with Disabilities Act 障害者の日常生活及び社会生活を総合的に支援するための法律.

消化管ストーマ（しょうかかんすとーま）
gastrointestinal stoma = enterostoma 消化管で造られたストーマ.

消化管通過時間（しょうかかんつうかじかん）
gastrointestinal transit time 消化管内容物が消化管を通過するのに要する時間. 診療では専用のマーカーやシンチグラフィーを用いて測定される.【cf.】大腸通過時間検査

〔消化管〕ポリポーシス（〔しょうかかん〕ぽりぽーしす）
〔gastrointestinal〕polyposis 消化管にポリープ病変を多数認める病態. 家族性大腸腺腫症，ガードナー症候群，ポ

イツ・ジェガース症候群など.

消化管用ストーマ排液バッグ
（しょうかかんようすとーまはいえきばっぐ）
ileostomy drainage bag　キャップ式の消化管用ストーマ袋に接続し，排泄物を収容する大容量のバッグ.

消化管用ストーマ袋
（しょうかかんようすとーまぶくろ）
colostomy bag/pouch, ileostomy bag/pouch　消化管ストーマに装着して便を収容する袋. 開放型と閉鎖型がある.【cf.】貯留嚢（pouch）

上下腹神経叢（じょうかふくしんけいそう）
superior hypogastric plexus　腰内臓神経と腹大動脈神経叢が総腸骨動脈近傍で合流し形成した神経叢.

上行結腸ストーマ〔造設術〕
（じょうこうけっちょうすとーま[ぞうせつじゅつ]）
＝上行結腸人工肛門（じょうこうけっちょうじんこうこうもん），上行結腸瘻（じょうこうけっちょうろう）　ascending colostomy　上行結腸に造設したストーマ／人工肛門／外瘻またはこれを造設する手術.

消臭剤（しょうしゅうざい）
deodorant, odor eliminator, deodorizer　臭気を化学的・生物学的作用で除去又は緩和するもの.

〔ストーマ〕消臭法
（〔すとーま〕しょうしゅうほう）
〔ostomy〕deodorizing method, odor eliminating method　臭気を化学的・生物学的作用で除去又は緩和する方法. 袋内に消臭剤を入れる，排泄処理後の空気中へのスプレー噴霧など.【cf.】〔ストーマ〕脱臭法

小ストーマ（しょうすとーま）
small stoma　ストーマ径1cm未満の消化管ストーマ.

小腸移植（しょうちょういしょく）
intestinal transplantation　腸管不全症例において，脳死ドナーまたは生体ドナーより小腸を移植することにより腸管機能を回復させる治療.

上腸間膜動脈神経叢
（じょうちょうかんまくどうみゃくしんけいそう）
superior mesenteric plexus = plexus mesentericus superior　上腸間膜動脈周辺の神経叢で小腸と横行結腸までの大腸に分布する.

小腸大腸無神経節症
（しょうちょうだいちょうむしんけいせつしょう）
aganglionosis of the large and small intestine = extensive aganglionosis　全大腸および小腸の広範囲にわたる無神経節症.

小腸瘤（しょうちょうりゅう）
enterocele　小腸が下垂した腹膜内に下降して直腸前壁を圧迫することによって，便排出障害や会陰部不快感，腟腫瘤などを生じる病態.

小腸瘻造設術
（しょうちょうろうぞうせつじゅつ）
ileostomy/jejunostomy　腸管を減圧し小腸の炎症，閉塞を改善または栄養ルートを確保する目的で，小腸にストーマを造る手術.

小児慢性特定疾患治療研究事業
（しょうにまんせいとくていしっかんちりょうけんきゅうじぎょう）
medical expenditure aids for specified pediatric chronic diseases　小児悪性

新生物，先天性代謝異常，慢性血液疾患，慢性腎疾患などを対象として，児童の健全育成を目的として，疾患の治療方法の確立と普及，患者家庭の医療費の負担軽減につながるよう，医療費の自己負担分を補助する公費負担の制度．［児童福祉法第21条に基づく対象基準あり］

上皮形成（じょうひけいせい）
epithelialization　創面を上皮が覆うようになること．

初期感覚閾値（しょきかんかくいきち）
＝直腸感覚発現容量（ちょくちょうかんかくはつげんようりょう）　first sensation volume ＝ rectal threshold volume　直腸バルーン感覚検査で，直腸内に留置したバルーン拡張において，その変化を初めて知覚する最少の容量．→便意発現容量（べんいはつげんようりょう），最大耐容量（さいだいたいようりょう）

初期リハビリテーション（しょきりはびりてーしょん）
early stage rehabilitation　術前を含めた早期にリハビリテーションを始めて障害の進行や固定化の予防を目指すこと．

食道皮膚瘻（しょくどうひふろう）
esophagocutaneous fistula　先天性食道閉鎖症の long gap 症例など一期的根治術が不可能な場合に造設される。上部食道下端を前胸部に誘導して造設し誤嚥性肺炎・窒息を回避する．
【cf.】食道瘻

食道閉鎖（しょくどうへいさ）
esophageal atresia　食道から気管が発生する過程で起きる異常で，上下食道内腔の直接の連絡がない先天異常．

食道瘻（しょくどうろう）
esophageal fistula　食道と他の組織（皮膚／気管）との間の瘻孔．

食物繊維（しょくもつせんい）
dietary fiber　人間の消化酵素で加水分解されない植物性多糖類やリグニン．

初孔（しょこう）
《面板の》　starter hole　面板の中央の小孔．《小孔から自由な大きさに孔があけられる》【cf.】既成孔, 自在孔, 自由開孔

止痢剤（薬）（しりざい（やく））
antidiarrheal drug/medicine for diarrhea　下痢を止めるための薬剤の一般名．収斂剤，腸管運動抑制剤，吸着剤などに分類される．

自律神経温存手術（じりつしんけいおんぞんしゅじゅつ）
autonomic nerve preserving operation（surgery）　骨盤内臓器手術の際に自律神経を温存し排尿，性機能等の保持を図る手術手技．

自律神経過〔緊張〕反射（じりつしんけいか〔きんちょう〕はんしゃ）
autonomic dysreflexia　第6胸髄より高位の脊髄損傷患者にみられる自律神経の異常反射．膀胱充満や便秘などの麻痺部への刺激が引き金となって，突発性の高血圧，頭痛，徐脈，非麻痺部皮膚の発汗・立毛・発赤などが生じ，脳出血・不整脈などの危険がある．

心因性ED（しんいんせいいーでぃー）
psychogenic ED　→機能的勃起機能障

害（きのうてきぼっききのうしょうがい）

心因性頻尿 （しんいんせいひんにょう）
pshycogenic pollakisuria　膀胱・尿道の器質的疾患ではなく，心因反応として起こる頻尿．

腎盂洗浄 （じんうせんじょう）
renal pelvic irrigation　腎盂に挿入したカテーテルを通して洗浄すること．

神経因性過活動膀胱
（しんけいいんせいかかつどうぼうこう）
neurogenic overactive bladder　原因となる神経疾患が明らかな過活動膀胱を指す．代表的な神経基礎疾患として，脳血管障害，パーキンソン病，多発性硬化症などがある．

神経因性下部尿路機能障害
（しんけいいんせいかぶにょうろきのうしょうがい）
＝神経因性膀胱（しんけいいんせいぼうこう）
neurogenic lower urinary tract dysfunction　神経疾患に起因する下部尿路機能障害．

神経因性大腸機能障害
（しんけいいんせいだいちょうきのうしょうがい）
neurogenic bowel disorder〈NBD〉　解剖学的構造に異常を認めず，脊髄など神経系の障害によって腸管の運動機能が障害される病態．

神経因性膀胱 （しんけいいんせいぼうこう）
neurogenic bladder〔dysfunction〕
→神経因性下部尿路機能障害（しんけいいんせいかぶにょうろきのうしょうがい）

神経ブロック （しんけいぶろっく）
nerve block　痛みや器官の異常活動を抑制する目的で，関連する神経周囲への局所的な薬剤注入，あるいは機械的神経破壊により神経刺激をブロックする治療法．

神経変調療法 （しんけいへんちょうりょうほう）
neuromodulation　下部尿路や直腸肛門機能を支配する末梢神経を種々の方法で刺激し，神経機能を調整することによりその機能改善を図る治療法で，電気刺激療法と磁気刺激療法がある．

人工肛門 （じんこうこうもん）
＝消化管ストーマ（しょうかかんすとーま）
gastrointestinal stoma/intestinal stoma/enterostoma　人為的に腸管を体外に引き出して開放した排便口．《ストーマの一種．腸管全周が体外に出ず，腸内容が下位腸管に流れるものは腸瘻であり，人工肛門ではない．一時的または永久的》

〔人工肛門〕一次開口術
（〔じんこうこうもん〕いちじかいこうじゅつ）
primary opening　人工肛門造設術の直後に開口する手術．《粘膜を外翻縫着するのが普通である》

〔人工肛門〕二次開口術
（〔じんこうこうもん〕にじかいこうじゅつ）
secondary opening　人工肛門として腹腔外へ挙上した腸管を後日に開口する手術．

人工肛門括約筋〔埋込術〕
（じんこうこうもんかつやくきん〔うめこみじゅつ〕）
artificial bowel（anal）sphincter〔implantation〕　便失禁の治療のため，注水カフを肛門管周囲に埋め込む手術．

人工肛門閉鎖術 （じんこうこうもんへいさじゅつ）
→ストーマ閉鎖術（すとーまへいさじゅつ）

人工射精法 （じんこうしゃせいほう）
artificial ejaculation　射精障害に対して薬物または電気刺激により人工的に射精を誘発する方法．

人工尿道括約筋〔埋込術〕 （じんこうにょうどうかつやくきん〔うめこみじゅつ〕）
artificial urethral sphincter〔implantation〕　尿道括約筋不全による腹圧性尿失禁の治療のため、注水カフを尿道あるいは膀胱頸部に埋め込む手術．

親水性コーティング間欠導尿用カテーテル （しんすいせいこーてぃんぐかんけつどうにょうようかてーてる）
hydrophilic coating catheter for CIC　導尿用カテーテルの表面に特殊加工が施されて、尿や尿道と素材表面の親和性を高めたカテーテル類の総称．

親水性ポリマー （しんすいせいぽりまー）
hydrophilic（water absorbing）polymer　親水性をもち、吸収、膨潤、溶解などの相互作用をするポリマーで、カラヤガム、ペクチン、CMC、ゼラチンなどがある．

真性包茎 （しんせいほうけい）
true phimosis　陰茎包皮輪（口）がせまいため包皮が反転できない状態．

〔身体〕障害者 （（しんたい）しょうがいしゃ）
person with disabilities　《身体に》障害及び社会的障壁により継続的に日常生活又は社会生活に相当な制限を受ける状態にあるもの．［障害者基本法2条］

身体障害者手帳 （しんたいしょうがいしゃてちょう）
certificate for persons with physical disabilities　身体障害者福祉法に基づいて知事が交付する身体障害者の証明書．［身体障害者福祉法15条］

身体障害者福祉法 （しんたいしょうがいしゃふくしほう）
Act for the Welfare of Persons with Physical Disablities　18歳以上の身体障害者の更生を援助保護し、生活の安定に寄与するよう福祉の増進を図る法律．

浸軟 （しんなん）
maceration　皮膚の含有水分（特に自由水）量が増えた（ふやけた）状態．《皮膚は軟らかく外傷を受けやすい》

新膀胱造設術 （しんぼうこうぞうせつじゅつ）
＝自排尿型代用膀胱造設術（じはいにょうがただいようぼうこうぞうせつじゅつ）　orthotopic neobladder　膀胱摘出後、腸管などで自排尿型代用膀胱を作成する術式．

腎瘻造設術 （じんろうぞうせつじゅつ）
nephrostomy　→経皮的腎瘻造設術（けいひてきじんろうぞうせつじゅつ）

す

水腎症 （すいじんしょう）
hydronephrosis　尿路の通過障害のために腎盂内に尿が停滞して腎盂腎杯が拡張している状態．

水素添加SBR（スチレン・ブタジエンゴム）
（すいそてんかえすびーあーる（すちれん・ぶたじえんごむ））
hydrogenated styrene-butadiene rubber〈HS〉 スチレン・ブタジエンゴムに水素を添加し，安定性などを改質したもの．

水尿管〔症〕（すいにょうかん〔しょう〕）
hydroureter 尿の停滞により尿管拡張を呈した病態．《尿管膀胱移行部狭窄，膀胱尿管逆流，結石や神経因性下部尿路機能障害などの疾患が原因となる》

水疱（すいほう）
bulla, blister 表皮あるいは真皮内に透明な水様性の細胞液が貯留した状態の皮膚病変．

髄膜瘤（ずいまくりゅう）
meningocele 椎弓の形成不全によって，髄膜のみが脊髄を伴わずに脱出した病態．→脊髄髄膜瘤（せきずいずいまくりゅう）

睡眠時無呼吸症候群
（すいみんじむこきゅうしょうこうぐん）
sleep apnea syndrome〈SAS〉 10秒以上続く無呼吸が，睡眠1時間に平均5回以上認められ，日中の眠気や疲労感を認めるもの．《夜間多尿を伴い，夜間頻尿の原因となることがある》

水様便（すいようべん）
watery stool 液状の糞便．

スウェンソン手術（すうぇんそんしゅじゅつ）
Swenson's procedure 無神経節腸管を肛門管上部まで切除し，正常結腸を肛門管に吻合する手術．《ヒルシュスプルング病に対する術式》

スキンケア（すきんけあ）
skin care 皮膚障害を予防したり，障害皮膚を健康な状態に回復し，維持する局所管理．

スチレン・イソプレン・スチレン
（すちれん・いそぷれん・すちれん）
styrene-isoprene-styrene〈SIS〉 スチレン骨格とイソプレン骨格をもつ疎水性ポリマー．

スチレン・ブタジエンゴム
（すちれん・ぶたじえんごむ）
styrene-butadiene rubber〈SBR〉 スチレンとブタジエンの共重合体である疎水性ポリマー．【cf.】水素添加SBR

ストーマ（すとーま）
stoma《pl.（複数形）：stomas, stomata》消化管や尿路を人為的に体外に誘導して造設した開放口．《前者を消化管ストーマ，後者を尿路ストーマという．広義にはその他に生じた開放口を含む》【cf.】瘻孔

ストーマ〔脚〕穿孔
（すとーま〔きゃく〕せんこう）
stomal〔limb〕perforation = rupture of stomal limb ストーマ脚の穿孔．

ストーマ〔周囲〕静脈瘤
（すとーま〔しゅうい〕じょうみゃくりゅう）
〔peri〕stomal varices 慢性的静脈血還流不全によりストーマ〔周囲〕にできた静脈の拡張蛇行．

ストーマ〔粘膜皮膚〕離開
（すとーま〔ねんまくひふ〕りかい）
stomal detachment = mucocutaneous separation of stoma ストーマの粘膜

皮膚接合部が離開すること.【cf.】哆開

ストーマ〔排泄〕口（すとーま〔はいせつ〕こう）
stomal orifice　ストーマの内腔開口部.

ストーマ〔保有者の〕患者会（すとーま〔ほゆうしゃの〕かんじゃかい）
ostomy support group　ストーマ保有者の集団組織.《オストミー協会を含む》

ストーマ移設術（すとーまいせつじゅつ）
transposition（replacement/relocation）of stoma　ストーマを他部位に移動して再造設する手術.

ストーマ位置（すとーまいち）
ostomy site/stoma site　ストーマの体壁上に占める場所.【cf.】ストーマ部位

ストーマ位置決め（すとーまいちぎめ）
＝ストーマサイト マーキング（すとーまさいとまーきんぐ）　stoma site marking ＝ stoma siting　術前にストーマを造るべき位置を体表上に選定して同部に印を付けること.

ストーマ医療（すとーまいりょう）
＝ストーマ セラピー（すとーませらぴー）　stoma medicine ＝ stoma therapy　ストーマを管理し，ストーマ保有者に対して身体的，精神的，社会的に医療を行うこと.

ストーマ壊死（すとーまえし）
stomal necrosis　ストーマが何らかの原因で壊死に陥ること.

ストーマ潰瘍（すとーまかいよう）
ulceration of stoma　ストーマの粘膜組織の潰瘍.

ストーマ外来（すとーまがいらい）
stoma〔outpatient〕clinic　ストーマリハビリテーションを行う外来部門.
→ストーマ リハビリテーション（すとーまりはびりてーしょん）

ストーマ拡張術（すとーまかくちょうじゅつ）
dilation of stomal cavity　ストーマ狭窄を拡張させる手技.《ブジーなどの非観血法も含む》

ストーマ下垂（すとーまかすい）
stomal ptosis　過長ストーマが下垂し皮膚に接する状態.【cf.】ストーマ脱出

ストーマ陥凹（すとーまかんおう）
stomal recession　ストーマが周囲皮膚と比較して相対的に低く高さのない状態.　→ストーマ陥没（すとーまかんぼつ）

ストーマ貫通孔（すとーまかんつうこう）
stoma through hole　→腹壁ストーマ孔（ふくへきすとーまこう）

ストーマ陥没（すとーまかんぼつ）
stomal retractions　ストーマが周囲皮膚レベルよりも相対的に低いまたは没した状態の総称．ストーマ陥凹，ストーマ周囲陥凹，ストーマ中隔陥没，ストーマ埋没など．

ストーマ管理（すとーまかんり）
stoma management　ストーマケアのみならず，ストーマ用品の準備，生活上の工夫など包括的に管理すること．【cf.】オストミーケア，ストーマケア，ストーマセルフケア

ストーマ管理困難（すとーまかんりこんなん）
difficulty of stoma management　ストーマ管理に難渋する状態．

ストーマ関連合併症（すとーまかんれんがっぺいしょう）
stoma-related complications　ストーマ造設と関連して発症する合併症．ストーマ合併症，ストーマ周囲皮膚合併症，代謝性合併症に分類される．

ストーマ基部（すとーまきぶ）
stomal base　隆起型ストーマの皮膚に隣接する部分．

ストーマ基部径（すとーまきぶけい）
diameter of stomal base　ストーマ基部の最大径．

ストーマ脚（すとーまきゃく）
stomal limb　ストーマを造設するために移動させた腸管の部分．《腹壁部（parietal portion），腹膜外部（extraperitoneal p.）および腹腔内部（intraperitoneal p.）とからなる》

ストーマ脚拡張（すとーまきゃくかくちょう）
stomal limb dilatation　ストーマ脚が何らかの原因で拡張した状態．

ストーマ脚過長（すとーまきゃくかちょう）
redundant limb of stoma　ストーマ脚が長すぎて腹腔内で蛇行した状態．

ストーマ狭窄（すとーまきょうさく）
stomal stenosis　ストーマ内腔が狭くなった状態．

ストーマ近接部（すとーまきんせつぶ）
《皮膚の》　skin adjacent to stoma　ストーマに近接する皮膚．ストーマ皮膚縁からおよそ1cmの範囲の皮膚．排泄物の刺激を受けやすい部位．

ストーマケア（すとーまけあ）
stoma care　ストーマ用品を用いて排泄管理をすることで，ストーマとその周囲を良い状態に維持する，その技術と方法．【cf.】オストミーケア，ストーマ管理

ストーマ径（すとーまけい）
diameter of stoma　ストーマ最大部の径．

ストーマゲージ（すとーまげーじ）
stoma gauge　ストーマの大きさを測定する計器．

ストーマ孔（すとーまこう）
→腹壁ストーマ孔（ふくへきすとーまこう），面板ストーマ孔（めんいたすとーまこう）

ストーマ硬結（すとーまこうけつ）
stomal induration　ストーマが硬く触れること（炎症による結合組織増殖）．

ストーマ黒色（黒皮）症（すとーまこくしょく（こくひ）しょう）
＝大腸黒色（黒皮）症（だいちょうこくしょく（こくひ）しょう）　stomal melanosis coli　大腸の粘膜面がアントラキノン系下剤の長期使用で色素沈着により黒色調を呈する状態．【cf.】ストーマ壊死

ストーマサイズ（すとーまさいず）
stoma size　ストーマの大きさ．《ストーマ皮膚縁の縦径，横径，高さ＝皮膚からストーマ口までの最短距離》

ストーマサイトマーキング（すとーまさいとまーきんぐ）
→ストーマ位置決め（すとーまいちぎめ）

ストーマ支持棒 (すとーましじぼう)
supporting rod　ループ式ストーマ造設の際に，その腸間膜付着部を皮膚の高さに支持しておく棒．

ストーマ周囲 (すとーましゅうい)
peristoma　ストーマに連なる体表の部分．【cf.】ストーマ傍腔

ストーマ周囲〔皮膚〕浸軟
(すとーましゅうい〔ひふ〕しんなん)
skin maceration　排泄物によってストーマ周囲の皮膚が浸軟した状態．【cf.】浸軟

ストーマ周囲陥凹
(すとーましゅういかんおう)
peristomal recession　ストーマ周囲皮膚が異常にくぼんだ状態．【cf.】陥凹型ストーマ, ストーマ埋没, ストーマ陥没

ストーマ周囲偽ヘルニア
(すとーましゅういぎへるにあ)
peristomal pseudohernia　ストーマ周囲にヘルニア門やヘルニア嚢を伴わずに皮下に臓器が脱出しているようにみえる状態．

ストーマ周囲蠕動
(すとーましゅういぜんどう)
peristomal peristalsis　ストーマ周囲の腹壁が腸蠕動によって波打つ状態．《このためにストーマ装具が早く剥離することがある》

ストーマ周囲肉芽腫
(すとーましゅういにくげしゅ)
peristomal granuloma　ストーマ周囲またはストーマ基部に生じた肉芽腫．

ストーマ周囲膿瘍
(すとーましゅういのうよう)
peristomal/parastomal abscess　ストーマ周囲にできた膿瘍．

ストーマ周囲皮膚 (すとーましゅういひふ)
peristomal skin　ストーマ周囲の皮膚．ストーマ近接部，面板貼付部，面板外縁部，面板貼付外周部がある．

ストーマ周囲皮膚炎
(すとーましゅういひふえん)
peristomal dermatitis　ストーマ周囲皮膚に生じた炎症．

ストーマ周囲皮膚潰瘍
(すとーましゅういひふかいよう)
peristomal ulcer　ストーマ周囲の皮膚に生じた潰瘍．

ストーマ周囲皮膚障害
(すとーましゅういひふしょうがい)
peristomal skin trouble　ストーマ周囲皮膚の病的状態．《紅斑，炎症，表皮剥離，びらん，潰瘍，肥厚など》

ストーマ周囲蜂窩織炎（蜂巣炎）
(すとーましゅういほうかしきえん（ほうそうえん）)
peristomal phlegmon　ストーマ周囲皮下結合組織の急性化膿性炎症．

ストーマ周囲用ベルト（補正下着）
(すとーましゅういようべると（ほせいしたぎ）)
parastomal support belt/undergarment　ストーマ装具に接続せず，ストーマ周囲を固定する器具．

ストーマ修整術 (すとーましゅうせいじゅつ)
repair of stoma　ストーマの形態異常を位置変更せずに改善する手術．

ストーマ熟成 (すとーまじゅくせい)
maturation of stoma　ストーマ粘膜と周囲皮膚の癒合が完成した状態，または過程．《〔人工肛門〕一次開口と〔人工肛門〕二次開口》

ストーマ出血 (すとーましゅっけつ)
stomal bleeding　ストーマ内腔からの出血とストーマ部からの出血がある．

ストーマ術前ケア (すとーまじゅつぜんけあ)
preostomy care　ストーマ造設手術を受ける前にストーマ概念の説明，位置決めなどを実施して患者がストーマを正しく認識できるようにすること．

ストーマ腫瘤 (すとーましゅりゅう)
stomal tumor　ストーマに生じる腫瘤．良性のものとして炎症性腫瘤，良性腫瘤がある．悪性のものとしては悪性疾患のストーマ近傍への転移，および新たな悪性新生物の発生（多発癌）がある．

ストーマ漿膜炎 (すとーましょうまくえん)
stomal serositis　外反していないストーマや離開したストーマの漿膜の炎症．《瘢痕収縮，ストーマ狭窄の原因となる》

ストーマ静脈瘤硬化療法 (すとーまじょうみゃくりゅうこうかりょうほう)
screlotherapy for peristomal varices　ストーマ静脈瘤に対して硬化剤を注射して止血する処置．

ストーマセラピー (すとーませらぴー)
→ストーマ医療 (すとーまいりょう)

〔ストーマ〕セルフケア (〔すとーま〕せるふけあ)
stoma self-care　ストーマ管理をストーマ保有者自身ですること．【cf.】ストーマ管理，ストーマケア

ストーマ装具 (すとーまそうぐ)
ostomy appliances/system/equipment　ストーマ部に装着する器具．【cf.】ストーマ用品，洗腸用具

ストーマ装具／袋装着法 (すとーまそうぐ／ふくろそうちゃくほう)
＝パウチング（ぱうちんぐ）　applying of ostomy appliance/bag ＝ pouching　ストーマや瘻孔周囲の皮膚に装具を装着すること．

ストーマ装具交換〔法〕 (すとーまそうぐこうかん〔ほう〕)
stoma appliance/equipment exchange　ストーマ装具を着脱する技術と方法．《パウチ交換，ストーマ交換とはいわない》

ストーマ装具トータルシステム (すとーまそうぐとーたるしすてむ)
total coordination of ostomy appliance　各種ストーマ装具を時期，場所，状況に合わせて選択調整し適用する管理システム．　→図18 (p.162)

ストーマ装具用はさみ (すとーまそうぐようはさみ)
ostomy scissors　ストーマ装具の面板を切るために使用する先端がカーブしたはさみ．

ストーマ装具用ベルト (すとーまそうぐようべると)
ostomy belt　ストーマ装具を密着させ

る固定用アクセサリー．ストーマ装具のベルトタブに接続し使用する．

ストーマ造設術（すとーまぞうせつじゅつ）

ostomy surgery = formation（creation）of stoma　ストーマを造設する手術．

ストーマ塞栓（すとーまそくせん）

stomal blockage（impaction）　食物残渣や結石などが塊状をなしてストーマに詰まること．糞便充塞．【cf.】フードブロッケージ

ストーマ損傷（すとーまそんしょう）

stomal trauma　ストーマが摩擦，圧迫，打撲などの外力によって擦過創，裂創などの損傷を受けた状態．

ストーマ脱出（すとーまだっしゅつ）

stomal prolapse　ストーマが造設時よりも異常に飛び出すこと．【cf.】大ストーマ，ストーマ下垂

ストーマ脱落（すとーまだつらく）

stomal retraction　ストーマがストーマ皮膚縁から離開し腹壁筋層より下に落ち込んだ状態．

ストーマ中隔陥没（すとーまちゅうかくかんぼつ）

stomal subsidence　ループ式ストーマの中隔が落ち込んで単孔式ストーマにみえること．【cf.】ストーマ埋没，陥凹型ストーマ

ストーマ内腔（すとーまないくう）

stomal cavity　ストーマ本体・脚の粘膜によって覆われた管腔．

ストーマ粘膜移植（すとーまねんまくいしょく）

mucosal implantation = mucoimplant　粘膜が離れた皮膚に移り定着すること．《縫合時の針穴などを介することが多い》

ストーマ粘膜侵入（すとーまねんまくしんにゅう）

mucosal invasion　粘膜組織が皮膚に連続的に置き換わること．

ストーマ粘膜皮膚接合部（すとーまねんまくひふせつごうぶ）

mucocutaneous junction of stoma　ストーマの粘膜と皮膚との接合部位．【cf.】ストーマ皮膚縁

ストーマ排出障害（すとーまはいしゅつしょうがい）

stoma（stomal）outlet obstruction　ストーマに起因する器質的または機能的などの何らかの原因により，ストーマからの便の排出が障害されている状態．【cf.】ストーマ塞栓，便排出障害

ストーマ皮膚縁（すとーまひふえん）

peristomal edge = skin margin　皮膚がストーマに接する縁．【cf.】ストーマ粘膜皮膚接合部

ストーマ部位（すとーまぶい）

ostomy part《of the organ》　ストーマの存在する臓器の部位．【cf.】ストーマ位置

ストーマ袋（すとーまぶくろ）

ostomy/stoma bag/pouch　ストーマ周囲に装着して排泄物を収容する袋．透明（transparent），半透明（translucent），不透明（opaque）がある．用

途により消化管用ストーマ袋，尿路用ストーマ袋がある．【cf.】貯留嚢

ストーマ袋カバー（すとーまぶくろかばー）
＝パウチカバー（ぱうちかばー） stoma（ostomy）bag/pouch cover　ストーマ袋を包む覆い．

ストーマ袋バルーニング
（すとーまぶくろばるーにんぐ）
《ストーマ装具の》 stoma/ostomy bag ballooning　ストーマ袋内にガスが貯留し膨らむこと．

ストーマ袋用〔消臭〕潤滑剤
（すとーまぶくろよう〔しょうしゅう〕じゅんかつざい）
lubricating and deodorizing liquid for stoma（ostomy）bag　ストーマ袋内を消臭し滑りやすくさせることで排出処理を簡便にする液体．

ストーマ袋用凝固剤
（すとーまぶくろようぎょうこざい）
→排泄物凝固剤（はいせつぶつぎょうこざい）

ストーマ浮腫（すとーまふしゅ）
stomal edema　ストーマの粘膜や粘膜下の毛細管や細胞間腔，平滑筋組織や脂肪組織内に漿液が病的に集まって腫れた状態．

ストーマ閉鎖術（すとーまへいさじゅつ）
＝人工肛門閉鎖術（じんこうこうもんへいさじゅつ）　closure of colostomy/ileostomy（stoma）　ストーマ部を閉鎖または切除吻合し腸管の連続性を回復する手術手技．

ストーマ傍腔（すとーまぼうくう）
parastomal space　ストーマに接する体壁の空隙．傍ストーマヘルニアの発生部位となる．【cf.】ストーマ周囲

ストーマ傍ヘルニア
（すとーまぼうへるにあ）
parastomal hernia　→傍ストーマヘルニア（ぼうすとーまへるにあ）

ストーマ保有者（すとーまほゆうしゃ）
＝オストメイト（おすとめいと）　ostomate　ストーマを保有する人．

ストーマ本体（すとーまほんたい）
stomal body　ストーマのうち，皮膚から外に出ている部分．

ストーマ埋没（すとーままいぼつ）
stoma disappearance in a skin fold　皮膚のひだ（しわ）の中にストーマが隠れて見えなくなっている状態．

ストーマ用固定具
（すとーまようこていぐ）
ostomy fastening device　《ストーマの》装具を固定する器具．《ストーマ装具用ベルト，ストーマ周囲用ベルトなど》

ストーマ用品（すとーまようひん）
ostomy/stoma aids/device　ストーマの管理に用いる物品．

ストーマ用品セーフティーネット連絡会
（すとーまようひんせーふてぃーねっとれんらくかい）
Ostomy Appliance Safety net group〈OAS〉　日本国内のストーマ用品メーカーによって結成された任意団体．災害発生等に備えてストーマ用品を確保し，災害地のストーマ保有者に早期の流通確保を図るなどの対応を行う団体組織．

ストーマリハビリテーション
(すとーまりはびりてーしょん)

ostomy rehabilitation　ストーマ造設に伴う問題や障害を克服して自立することだけではなく，ストーマ保有者の心身および社会生活の機能を回復させること．また，それを促進する技術と方法．

ストーマ瘻孔 (すとーまろうこう)

fistula of stoma　ストーマ脚に発生した外瘻．

ストレステスト (すとれすてすと)

stress test　腹圧性尿失禁に対する検査法．膀胱に尿が溜まった状態で，砕石位とし怒責あるいは咳により尿道から尿が漏出するかどうかを確認する検査．腹圧負荷に一致して尿漏出があれば，腹圧性尿失禁と診断する．

スパー型人工肛門
(すぱーがたじんこうこうもん)

spur colostomy　二つのストーマ脚を並べて互いに縫着し，その中隔部分を縦切開できるようにした人工肛門．

駿河第二法 (するがだいにほう)

Suruga's second procedure　肝門部に吻合したルーワイ脚を切離し，肝門側腸管端をストーマとし，遠位側腸管端を胆汁注入用のカテーテル外瘻とする胆道閉鎖に対する胆管炎防止術式．

せ

性機能障害 (せいきのうしょうがい)

sexual dysfunction　心理的，生理的，器質的異常によって性機能が障害された状態．《勃起・オーガズム・射精の障害の総称》

制御性ストーマ (せいぎょせいすとーま)

continent stoma（ileostomy）　→禁制［型］消化管ストーマ（きんせい［がた］しょうかかんすとーま）

静菌作用 (せいきんさよう)

bacteriostasis　殺菌はしないが，細菌に接触するとその増殖を止める働き．

清潔間欠自己導尿〔法〕
(せいけつかんけつじこどうにょう〔ほう〕)

clean intermittent self-catheterization 〈CISC or ISC〉　清潔操作で，自分自身が行う清潔間欠導尿法．【cf.】清潔間欠導尿〔法〕

清潔間欠導尿〔法〕
(せいけつかんけつどうにょう〔ほう〕)

clean intermittent catheterization 〈CIC〉　清潔操作で，自分自身，医療従事者，あるいは家族が行う間欠導尿法．通常，手洗い後に外陰部を清拭して，ディスポーザブルまたは再使用型のカテーテルを用いて行う導尿法を指す．　→導尿（どうにょう），無菌間欠導尿〔法〕（むきんかんけつどうにょう〔ほう〕）

性交痛 (せいこうつう)

dyspareunia　性交時に起こる性器の疼痛．《そのために性交困難になることもある》

生体物質肛門注入術
(せいたいぶっしつこうもんちゅうにゅうじゅつ)

perianal biomaterial injection　生体適合物質を肛門粘膜下や内・外肛門括約筋間に注入して膨隆させ，肛門管を適

度に閉鎖することにより便失禁を改善する治療法.

脊髄係留症候群（せきずいけいりゅうしょうこうぐん）
tethered cord syndrome　先天的あるいは二次的な要因により脊髄の係留が起こり, 神経症状, 膀胱直腸障害, 整形外科的症状を呈する臨床的症候群.

脊髄脂肪腫（せきずいしぼうしゅ）
spinal lipoma　閉鎖性二分脊椎の代表的な病態の一つ. 胎生期の神経管閉鎖不全により, 皮下と連続した脂肪組織が脊椎管内に迷入する先天異常. 脂肪腫そのものによる脊髄圧迫及び脊髄係留により, 膀胱直腸障害や下肢障害等が生じうる.　→閉鎖性二分脊椎（へいさせいにぶんせきつい）, 脊髄係留症候群（せきずいけいりゅうしょうこうぐん）

脊髄髄膜瘤（せきずいずいまくりゅう）
meningomyelocele, myelomeningocele　開放性二分脊椎の一病型で, 胎生期神経管の閉鎖が完成せず, 神経板（neural placode）が皮膚欠損部から露出し, 皮膚に移行する髄膜が瘤（囊胞）を形成する病態.《神経因性下部尿路機能障害, 直腸肛門障害, 下肢麻痺, 水頭症を高率に伴う》　→二分脊椎（にぶんせきつい）, 開放性二分脊椎（かいほうせいにぶんせきつい）, 脊髄披裂（せきずいひれつ）

脊髄損傷（せきずいそんしょう）
spinal cord injury　外傷性（traumatic）あるいは非外傷性（non-traumatic, 感染性, 自己免疫性, 血管性など）の脊髄の損傷. 脊髄障害（spinal cord lesion）と呼ばれることもある.

脊髄披裂（せきずいひれつ）
＝脊髄裂（せきずいれつ）myeloschisis　開放性二分脊椎の一病型で, 胎生期神経管の閉鎖が完成せず, 神経板（neural placode）が皮膚欠損部から髄膜に覆われずに直接体表に露出する病態.　→二分脊椎（にぶんせきつい）, 開放性二分脊椎（かいほうせいにぶんせきつい）, 脊髄髄膜瘤（せきずいずいまくりゅう）

脊髄閉鎖不全（せきずいへいさふぜん）
spinal dysraphism　胎生期の神経管閉鎖が完了しない先天異常.　→二分脊椎（にぶんせきつい）

脊髄裂（せきずいれつ）
→脊髄披裂（せきずいひれつ）

脊柱管狭窄症（せきちゅうかんきょうさくしょう）
spinal canal stenosis　脊椎, 椎間板や靭帯などに生じる退行性変化により脊柱管あるいは椎間孔の狭小化が起こり, 脊髄神経の圧迫や血流障害により種々の神経症状を呈する疾患.

セクシュアリティ（せくしゅありてい）
sexuality　生物学的, 心理学的, 社会文化的, 倫理的な諸側面を包含する性行為・態度.

接合〔方式〕（せつごう〔ほうしき〕）
coupling mechanism　二品系装具の面板とストーマ袋を接合すること.《嵌め込み式, 粘着式》

切迫性尿失禁（せっぱくせいにょうしっきん）
urgency urinary incontinence　尿意切迫感（突然に起こる病的な強い尿意）とともに我慢できずに尿失禁してしまう症状. 背景に蓄尿時の膀胱不随意収

縮（排尿筋過活動という）があるとされる.

切迫性便失禁（せっぱくせいべんしっきん）
urge fecal incontinence　便意を感じてもトイレまで我慢ができずに便失禁してしまう症状.

接皮側（せっぴそく）
《面板やストーマ袋の》 skin side　皮膚に接する側.

ゼラチン（ぜらちん）
gelatin　動物の皮，腱，骨などから抽出したコラーゲンの分解物．直鎖状のアミノ酸からなる親水系ポリマー．

浅会陰筋膜（せんえいんきんまく）
fascia perinei superficialis, superficial fascia of the perineum　会陰腱中心から発し会陰部皮下に存在する2層の筋膜でColles筋膜とも呼ばれる．

遷延性排尿（せんえんせいはいにょう）
hesitancy　排尿開始が困難で，排尿準備ができてから排尿開始までに時間がかかるという愁訴．

穿掘性潰瘍（せんくつせいかいよう）
＝洞状潰瘍（ほらじょうかいよう）　undermined ulcer（sinus）　潰瘍縁の下が奥深く潜蝕されて洞穴状になった状態．

全結腸直腸切除術（ぜんけっちょうちょくちょうせつじょじゅつ）
total proctocolectomy　→大腸全摘術（だいちょうぜんてきじゅつ）

仙骨会陰式鎖肛修復術（せんこつえいんしきさこうしゅうふくじゅつ）
sacroperineal repair of imperforate anus　仙骨尾骨境界を切離，直腸瘻を処理，恥骨直腸筋係蹄を確認し，会陰から直腸を通す適切な通路を造る高位・中間位鎖肛の手術．

仙骨形成不全（せんこつけいせいふぜん）
sacral deformity　下位脊柱欠損の一型であり，仙骨の形態異常や部分的な欠損を生じる．

仙骨神経（せんこつしんけい）
sacral nerve　仙髄由来の5対からなる脊髄神経．仙髄神経ともいう．

仙骨神経刺激療法（せんこつしんけいしげきりょうほう）
sacral neuromodulation〈SNM〉, sacral nerve stimulation〈SNS〉　植込型電気刺激装置を用いて，仙骨神経を持続的に電気刺激して，難治性過活動膀胱，便失禁などの治療を行う方法．

仙骨前腫瘤（せんこつぜんしゅりゅう）
presacral mass　仙骨の腹側に生じ，直腸を圧迫するため直腸狭窄や高度便秘の原因となる．腫瘤は奇形腫，過誤腫，髄膜瘤などである．

全骨盤底修復術（ぜんこつばんていしゅうふくじゅつ）
total pelvic floor repair　脆弱化した骨盤底を骨盤の前方と後方において補強する手術．

仙髄オヌフ核（せんずいおぬふかく）
sacral Onuf's nucleus　仙髄前角に存在する陰部神経の神経核．

仙髄副交感神経核（せんずいふくこうかんしんけいかく）
sacral parasympathetic nucleus　骨盤

神経の副交感神経核で仙髄中間外側核に存在する．

洗腸（せんちょう）
＝灌注排便法（かんちゅうはいべんほう） colonic lavage = irrigation of intestine, intestinal lavage　微温湯などを結腸に注入して排便させること．《治療法ではないが，適応決定は医師が行う．経肛門，経ストーマ》【cf.】浣腸療法, 結腸洗浄

洗腸液注入用コーン（せんちょうえきちゅうにゅうようこーん）
＝インサーターコーン（いんさーたーこーん） stoma cone for irrigation　洗腸液を結腸内へ注入する際にストーマまたは肛門にあてがう器具．

洗腸液排出スリーブ（せんちょうえきはいしゅつすりーぶ）
irrigation sleeve　洗腸や灌注排便による排泄物を便器に捨てるのに用いる袖状の袋．

洗腸液袋（せんちょうえきぶくろ）
irrigation water bag　洗腸液を容れる袋．

洗腸後排便（せんちょうごはいべん）
post-trasnanal irrigation discharge (stool)　経肛門的洗腸療法において，洗腸終了後に予期せず排出される便や洗腸液．トイレでの排便に加えて便失禁も含む．　→後便（あとべん）

洗腸液注入用部品（せんちょうえきちゅうにゅうようぶひん）
inflow system for irrigation　洗腸用具のうち，洗腸液を注入するのに用いる部品器具の総称．

洗腸液排出用部品（せんちょうえきはいしゅつようぶひん）
drainage system for irrigation　洗腸用具のうち，排便内容を便器に捨てるために用いる部品器具の総称．

洗腸用具（せんちょうようぐ）
irrigation set　洗腸や灌注排便に用いる器具．《機構として落差式（drip type）とポンプ式（pump type）がある》

洗腸用面板（せんちょうようめんいた）
irrigation faceplate/baseplate　洗腸液排出用スリーブを身体に固定する面板．

先天性巨大結腸症（せんてんせいきょだいけっちょうしょう）
congenital megacolon = Hirschsprung's disease　→ヒルシュスプルング病（ひるしゅすぷるんぐびょう）

先天性結腸閉鎖症／狭窄（せんてんせいけっちょうへいさしょう／きょうさく）
congenital colonic atresia/stenosis　胎生期に生じた原因により出生時に結腸において腸管の連続性の途絶または狭窄が認められる疾患．

先天性小腸閉鎖症／狭窄（せんてんせいしょうちょうへいさしょう／きょうさく）
congenital intestinal atresia/stenosis　胎生期に生じた原因により出生時に空腸から回腸において腸管の連続性の途絶または狭窄が認められる疾患．

先天性尿道狭窄（せんてんせいにょうどうきょうさく）
congenital urethral stricture/stenosis　先天性の尿道の狭窄で，女児では遠位尿道狭窄，男児では弁形成などによる後部尿道狭窄が多い．《両側性の上部

蠕動 （ぜんどう）
peristalsis　腸管や尿管にみられる近位側と遠位側が交互に環状収縮と弛緩を繰り返しつつ，内容を遠位側に送る運動．

仙尾部奇形腫 （せんびぶきけいしゅ）
sacrococcygeal teratoma　仙尾部に発生する奇形腫．《悪性化しやすい特徴がある》

前方括約筋形成術 （ぜんぽうかつやくきんけいせいじゅつ）
anterior sphincteroplasty　括約筋断裂に対して肛門の腹側で括約筋を縫合し形成する手術手技．

前立腺全摘除術 （ぜんりつせんぜんてきじょじゅつ）
radical prostatectomy　→根治的前立腺摘除術（こんちてきぜんりつせんてきじょじゅつ）

前立腺摘出後尿失禁 （ぜんりつせんてきしゅつごにょうしっきん）
post-prostatectomy incontinence〈PPI〉　前立腺癌に対する根治的前立腺摘除術あるいは前立腺肥大症に対する経尿道的前立腺切除術又はレーザー切除術後に生じた，尿道括約筋不全による腹圧性尿失禁．

前立腺肥大症 （ぜんりつせんひだいしょう）
benign prostatic hyperplasia　前立腺腺腫の増大により前立腺が腫大して膀胱出口部閉塞を引き起こし，さまざまな下部尿路症状がみられる疾患．

そ

ソアベ手術 （そあべしゅじゅつ）
Soave's procedure　直腸下部を残して無神経節腸管を切除後，粘膜切除した直腸を通して正常腸管を肛門外に引き出し，直腸筋層と癒着後，肛門外腸管を切除する術式．《ヒルシュスプルング病に対する術式》

ソイリング （そいりんぐ）
＝漏便（ろうべん）　soiling　少量の漏出性便失禁．

早期合併症 （そうきがっぺいしょう）
《ストーマの》 early complication　手術後早期（30日以内程度）に起こる合併症．

双孔式人工肛門造設術 （そうこうしきじんこうこうもんぞうせつじゅつ）
colostomy/ileostomy with double orifices　腸管口側端を人工肛門に，肛門側端を粘液瘻に造る手術．《離断式とループ式があり，前者には二連銃式と分離式とがある》

創傷被覆材 （そうしょうひふくざい）
wound dressing material　治癒過程に使う皮膚創傷部を覆う治療材料．

装着型肛門用装具 （そうちゃくがたこうもんようそうぐ）
fecal collector with skin barrier　肛門の周囲皮膚に着けて失禁便などを収集する袋．

総排泄腔外反症
（そうはいせつこうがいはんしょう）
＝膀胱腸裂（ぼうこうちょうれつ） cloacal exstrophy　胎生期の下腹壁形成異常により総排泄腔（回盲部腸管と膀胱が癒合した状態）が外反した異常．臍帯ヘルニア，下腹壁欠損，短結腸，鎖肛，外陰部形成異常を伴う．多くは二分脊椎を合併する．

創面切除術（そうめんせつじょじゅつ）
＝壊死組織除去（えしそしきじょきょ）→デブリードマン

続発性便秘（ぞくはつせいべんぴ）
＝二次性便秘（にじせいべんぴ） secondary constipation　大腸肛門以外の要因が，大腸肛門の機能や構造に影響を与えて生じる便秘．《症候性便秘，薬剤性便秘など》→原発性便秘（げんぱつせいべんぴ）

側方内肛門括約筋切開術
（そくほうないこうもんかつやくきんせっかいじゅつ）
＝側方皮下内肛門括約筋切開術（そくほうひかないこうもんかつやくきんせっかいじゅつ） lateral internal sphincterotomy〈LIS〉　慢性裂肛に対して内肛門括約筋を側方で部分的に切開して肛門内圧を低下させる手技．

側方皮下内肛門括約筋切開術
（そくほうひかないこうもんかつやくきんせっかいじゅつ）
lateral subcutaneous internal sphincterotomy〈LSIS〉　→側方内肛門括約筋切開術（そくほうないこうもんかつやくきんせっかいじゅつ）

疎水性ポリマー（そすいせいぽりまー）
hydrophobic polymer　水分子との親和性が低いポリマー．水に溶けにくく，水分が多い環境でも形状を保ちやすい．ポリイソブチレン（PIB），スチレン・イソプレン・スチレン（SIS）などがある．

た

ターコット症候群
（たーこっとしょうこうぐん）
Turcot's syndrome　大腸腺腫症に原発性中枢神経系腫瘍が合併する疾患．【cf.】家族性大腸腺腫症

大ストーマ（だいすとーま）
large stoma　単孔式ストーマ径5cmを超える消化管ストーマ．著しいものを巨大ストーマ（giant stoma）とする．【cf.】小ストーマ，ストーマ脱出

大蠕動（だいぜんどう）
mass action contraction = high amplitude propagated contraction　左半結腸に貯留した便を直腸に移動する左半結腸の強力な蠕動運動．

大腸（だいちょう）
large bowel　虫垂を含め，回盲弁から肛門管に至る下部腸管．《盲腸，結腸，直腸からなる》

大腸黒色（黒皮）症
（だいちょうこくしょく（こくひ）しょう）
melanosis coli　→ストーマ黒色（黒皮）症（すとーまこくしょく（こくひ）しょう）

大腸ステント（だいちょうすてんと）
colonic stent〔-ing〕　大腸の狭窄部の通過性を確保するためにステントを挿入する手技または器具．

大腸全摘術（だいちょうぜんてきじゅつ）
＝全結腸直腸切除術（ぜんけっちょうちょくちょうせつじょじゅつ） total proctocolectomy 潰瘍性大腸炎や家族性大腸腺腫症等に対し結腸および直腸をすべて切除する手術術式．

大腸通過時間検査（だいちょうつうかじかんけんさ）
colonic transit〔time〕study（test） 専用のマーカーやシンチグラフィーを用いて，大腸の通過時間を測定して移送能を評価する検査．

大腸通過正常型便秘（だいちょうつうかせいじょうがたべんぴ）
normal transit constipation 排便回数が減少しているにもかかわらず，大腸通過時間検査で大腸輸送能が正常と診断される便秘．→大腸通過遅延型便秘（だいちょうつうかちえんがたべんぴ）

大腸通過遅延型便秘（だいちょうつうかちえんがたべんぴ）
slow transit constipation 大腸通過時間検査で大腸輸送能が低下していると診断される排便回数減少型便秘．→大腸通過正常型便秘（だいちょうつうかせいじょうがたべんぴ）

大殿筋有茎移植（転位）術（だいでんきんゆうけいいしょく（てんい）じゅつ）
gluteus maximus transposition 大殿筋を肛門周囲に巻きつけて肛門括約筋の役割をもたせる肛門括約筋再建術．

胎便イレウス（たいべんいれうす）
＝メコニウムイレウス（めこにうむいれうす） meconium ileus 膵の消化酵素の異常のため，胎便がジェリー状に固まって回腸を閉塞し詰まり，新生児期に腸閉塞をきたす常染色体潜性遺伝（劣性遺伝）疾患．嚢胞性線維症を伴い，非常に粘稠な胎便が主に回腸に詰まり腸閉塞を生じる．

胎便関連性イレウス（たいべんかんれんせいいれうす）
meconium-related ileus 嚢胞性線維症に起因しない，胎便の詰まりによる遠位回腸の閉塞．腸管の未熟性が原因と考えられている．

胎便性腹膜炎（たいべんせいふくまくえん）
meconium peritonitis 胎内で腸管穿孔をきたし，腹腔内に出た胎便により生じた無菌性・化学的腹膜炎．腸閉鎖症，胎便閉塞性疾患などが合併していることがある．

胎便栓症候群（たいべんせんしょうこうぐん）
meconium plug syndrome 結腸に胎便が詰まることにより生じる一時的な腸閉塞．結腸壁内神経節細胞の未熟性が原因と考えられている．

胎便閉塞性疾患（たいべんへいそくせいしっかん）
meconium-related intestinal obstruction 胎便が腸管に詰まることにより腸閉塞を生じる疾患群の総称 →胎便イレウス（たいべんいれうす），胎便栓症候群（たいべんせんしょうこうぐん），胎便関連性イレウス（たいべんかんれんせいいれうす）

耐用時間（たいようじかん）
wear time 皮膚保護剤が副作用なく皮膚に粘着している時間．耐使用期間ともいう．

代用膀胱（だいようぼうこう）
urinary reservoir 膀胱の代用として，

腸管などを用いて体内に作成した蓄尿のための袋状構造物．自排尿型代用膀胱の場合には新膀胱と呼ぶ．【cf.】禁制〔型〕代用膀胱造設術，自排尿型代用膀胱造設術

多系統萎縮症（たけいとういしゅくしょう）

multiple system atrophy　錐体路，錐体外路，小脳，自律神経の障害すべてが混在する神経変性疾患．

脱管腔化（だつかんくうか）

detubularization　腸管を代用膀胱や導尿路の造設に利用する際に，蠕動運動を軽減するために，遊離した腸管片を腸間膜付着部対側で縦切開して平板状にする方法．

タック（たっく）

→乾燥タック（かんそうたっく），湿潤タック（しつじゅんたっく）

脱肛（だっこう）

＝肛門脱（こうもんだつ）　anal prolapse, proctoptosis, prolapse ani　内痔核の脱出など肛門管が体外へ脱出する状態．

〔ストーマ〕脱臭法（〔すとーま〕だっしゅうほう）

〔ostomy〕deodrizing method, deodrization　臭気を物理的作用などで除去または緩和する方法．活性炭を含んだストーマ袋のガス抜き脱臭フィルターなど．【cf.】消臭法

脱臭剤（だっしゅうざい）

deodorant, deodorizer　臭気を物理的作用（吸着）などで除去または緩和するもの．

脱臭フィルター付ガス抜き孔（だっしゅうふぃるたーつきがすぬきこう）

exhaust hole with deodorizing gas filter　脱臭フィルターがついているストーマ袋の排気孔．

多尿（たにょう）

polyuria　1日尿量が 40mL/kg を超える場合をいう．

多排泄量ストーマ（たはいせつりょうすとーま）

high output stoma　ストーマからの排出量が通常量を超え多量であるストーマ．

WOCN（だぶりゅうおーしーえぬ）

Wound, Ostomy & Continence Nurse　創傷，ストーマ，失禁ケアを専門とする看護師．本邦では皮膚・排泄ケア認定看護師制度がある．

W 型貯留嚢（だぶりゅうがたちょりゅうのう）

W-pouch　大腸全摘手術後の再建術式として小腸の断端を W 型に側々吻合する貯留嚢．

WCET（だぶりゅうしーいーてぃー）

World Council of Enterostomal Therapists　ET の世界的組織．《日本では国際ストーマリハビリテーション学会という》

ダブルストーマ（だぶるすとーま）

double stomas　消化管ストーマと尿路ストーマの併存状態．

単孔式人工肛門造設術（たんこうしきじんこうこうもんぞうせつじゅつ）

end colostomy/ileostomy　口側腸管断端部を人工肛門にする手術．《直口型

と側口型》

単孔式ストーマ（たんこうしきすとーま）
end stoma　管腔臓器断端を体表に出して造られた開口が一つのストーマ.

短腸症候群（たんちょうしょうこうぐん）
short bowel（gut）syndrome　腸が先天性または後天性に短くなり過ぎて，消化・吸収が不十分となり，発育や生命に悪影響を及ぼす状態.　→腸管不全（ちょうかんふぜん）

胆道閉鎖症（たんどうへいさしょう）
biliary atresia = congenital biliary atresia　胎内および出生後に肝外胆管および肝内胆管の一部あるいは全部が内因性に閉塞し，胆汁を排泄できない疾患.

蛋白〔質〕分解酵素（たんぱく〔しつ〕ぶんかいこうそ）
proteinase/protease　蛋白のペプチド鎖を加水分解する酵素（endopeptidase）と，末端アミノ酸を加水分解する酵素（exopeptidase）の総称.

単品系〔ストーマ〕装具（たんぴんけい〔すとーま〕そうぐ）
＝ワンピース系装具（わんぴーすけいそうぐ）　one-piece ostomy system，one-piece system　袋部と粘着式面板とが一体となったストーマ装具.

ち

遅延一次縫合（閉鎖）（ちえんいちじほうごう（へいさ））
delayed primary suture（closure）（創傷管理において）最初から計画的に縫合を遅らせ，開放創で管理し後日縫合する方法.【cf.】二次縫合，二次閉鎖

蓄尿機能（ちくにょうきのう）
storage function　下部尿路機能のうち，膀胱に尿を溜める機能.【cf.】排尿機能

蓄尿機能障害（ちくにょうきのうしょうがい）
＝蓄尿障害（ちくにょうしょうがい）　storage dysfunction　膀胱に尿を溜める機能の障害であり，膀胱蓄尿機能障害と尿道禁制機能障害に大別される.

蓄尿障害（ちくにょうしょうがい）
→蓄尿機能障害（ちくにょうきのうしょうがい）

蓄尿症状（ちくにょうしょうじょう）
storage symptoms　下部尿路症状のうち，蓄尿相にみられる頻尿や尿失禁などの症状をさす.

蓄尿袋（ちくにょうぶくろ）
urine collecting/storage bag　尿道留置カテーテル，尿路用ストーマ袋，収尿具などに接続して持続的に尿を溜めておくための袋.主にベッドサイドで使用する大容量のもの（ベッドサイド用）と脚に装着して使用する小容量の携帯用（移動用：レッグバッグ）がある.【cf.】尿路用ストーマ袋

恥骨直腸筋（ちこつちょくちょうきん）
puborectal muscle = puborectalis muscle　恥骨と直腸下端後方をU字状につなぐ横紋筋.肛門直腸角の形成に関与している.

恥骨直腸スリング術（ちこつちょくちょうすりんぐじゅつ）
puborectal sling procedure　伸縮性メッシュを用いて，肛門管上縁を後方から恥骨へスリング状に牽引して肛門直腸角を鋭角化することにより，便失禁を改善する手術．

恥骨尾骨筋（ちこつびこつきん）
pubococcygeal muscle　恥骨と尾骨をつなぐ筋肉．肛門挙筋の一部として骨盤底を形成している．

恥骨尾骨線（ちこつびこつせん）
pubococcygeal line〈P-C line〉　恥骨下縁と尾骨先端を結ぶ線で，会陰下垂の評価や鎖肛の分類に用いられる．

腟圧測定器（ちつあつそくていき）
perineometer　腟内にプローブを挿入し，腟口の収縮を測定する装置．

腟コーン（ちつこーん）
vaginal cone　骨盤底筋機能の評価とともに骨盤底筋訓練の際に筋への持続的な負荷を与えるために開発された腟内に挿入する器具．コーンが落ちないようにすることで骨盤底筋の収縮を促進するとされている．

腟痛（ちつつう）
vaginal pain　腟口より内部に感じられる痛み．

腟壁形成術（ちつへきけいせいじゅつ）
＝腟壁縫合術（ちつへきほうごうじゅつ）
colporrhaphy　骨盤臓器脱に対して弛緩した腟壁を形成する手術．前腟壁形成術は膀胱瘤，後腟壁形成術は直腸瘤に対して行われる．

腟壁縫合（縫縮）術（ちつへきほうごう（ほうしゅく）じゅつ）
→腟壁形成術（ちつへきけいせいじゅつ）

腟変形（ちつへんけい）
vaginal deformity　会陰部手術による腟瘢痕化や狭小化などの異常形態．

中間位鎖肛（ちゅうかんいさこう）
intermediate anomaly（intermediate-type anomaly）　直腸下端が恥骨直腸筋係蹄の高さで終わる直腸肛門奇形．直腸球部尿道瘻，直腸腟前庭瘻などがある．

虫垂瘻造設術（ちゅうすいろうぞうせつじゅつ）
appendicostomy　虫垂を体外に誘導し外瘻とする手術．

中腸軸捻転（ちゅうちょうじくねんてん）
midgut volvulus　腸回転異常のため，上腸間膜動脈を軸に中腸（空腸〜横行結腸）が捻転した異常で，広範な絞扼の危険性が高い状態．

腸回転異常〔症〕（ちょうかいてんいじょう〔しょう〕）
intestinal malrotation　発生学的に正常な腸の固定が行われず，十二指腸下部から結腸右半までの中腸の軸捻転をきたしやすい形態異常．

腸管空置術（ちょうかんくうちじゅつ）
intestinal exclusion　ストーマ造設術などで，口側腸管をストーマとして腹壁に固定する一方で，肛門側腸管を分離し内容物が通過しないようにする術式．[cf.]ハルトマン手術，直腸空置術

腸管前置術（ちょうかんぜんちじゅつ）
intestinal（colonic）exteriorization

穿孔部や血流障害を起こした腸管を体外に転位固定する手術．

腸管側副路手術
（ちょうかんそくふくろしゅじゅつ）
→腸管バイパス手術（ちょうかんばいぱすしゅじゅつ）

腸管バイパス手術
（ちょうかんばいぱすしゅじゅつ）
＝腸管側副路手術（ちょうかんそくふくろしゅじゅつ）　intestinal bypass surgery　病巣腸管を回避して腸内容を通過させる手術．

腸管不全（ちょうかんふぜん）
intestinal failure　短腸症候群または腸管機能障害などで物理的または機能的に小腸機能が障害され経口・経腸栄養のみでは生命維持が困難であるため，中心静脈栄養などの栄養療法が長期にわたり必要な状態．　→短腸症候群（たんちょうしょうこうぐん）

腸間膜動脈塞栓症
（ちょうかんまくどうみゃくそくせんしょう）
mesenteric artery embolism　腸間膜動脈が塞栓によって閉塞して，腸管の血流障害を起こす疾患．

腸結核（ちょうけっかく）
intestinal tuberculosis　腸管に起こった結核菌の感染症．腹痛，発熱，倦怠感などが慢性的症状としてあるが，多発潰瘍やポリープなどが認められる．

腸疝痛（ちょうせんつう）
colic　腸管の痙攣性収縮によって起きる腹部の痛み．

超低位前方切除術
（ちょうていいぜんぽうせつじょじゅつ）
ultra/super/very low anterior resection　吻合部が肛門管直上にくる前方切除術のこと．腹腔内からのアプローチのみで自然肛門を温存して吻合する限界の術式．

腸内細菌叢（ちょうないさいきんそう）
intestinal bacterial flora　腸内に共生する微生物の集団で，約100兆個が常在している．腸炎などのさまざまな疾患により数の変動があり，蠕動や免疫にも関与している．《その数は大腸＞回腸＞空腸の順》

重複尿管（ちょうふくにょうかん）
＝重複尿管（じゅうふくにょうかん）　duplicated（double/bifid/bifurcated）ureter　一側の腎より2本の尿管が出ている先天異常．《完全重複尿管と不完全重複尿管とがある．通常，重複腎盂を伴う》

貼布試験（ちょうふしけん）
＝パッチテスト（ぱっちてすと）　patch test　貼布物がアレルゲンに成り得るかどうかを判定する皮膚過敏反応検査．

腸閉塞（ちょうへいそく）
intestinal obstruction ＝ bowel obstruction　機械的な腸管狭窄や閉塞により消化管内容の通過が不能になった状態．癒着などによる単純性腸閉塞と血行障害を伴う絞扼性腸閉塞がある．【cf.】イレウス

腸壁無神経節症
（ちょうへきむしんけいせつしょう）
intestinal aganglionosis　→ヒルシュスプルング病（ひるしゅすぷるんぐびょう）

〔外〕腸瘻（（がい）ちょうろう）
〔external〕intestinal fistula　腸管と皮膚との間にできた瘻孔.《ただし，人工肛門を除く．形状により唇状瘻と管状瘻に分ける．機能により栄養瘻と減圧瘻の分類がある》

直腸〔指〕診（ちょくちょう（し）しん）
digital rectal examination　肛門から指を挿入する診察法で，直腸内の腫瘤の有無，前立腺の触診のために行う．便性の確認，肛門括約筋の緊張状態の評価にも有用．「直腸肛門指診」の用語が使用される場合もある.

直腸炎（ちょくちょうえん）
proctitis　炎症性腸疾患や放射線療法の合併症として，直腸に起こる炎症．下痢や血便，排便時痛，常に便意を感じるなどの症状がある.

直腸感覚（ちょくちょうかんかく）
rectal sensation　直腸で感じる知覚のことで，電気的刺激やバルーンによる伸展刺激で評価することが多い.

直腸感覚閾値（ちょくちょうかんかくいきち）
rectal threshold　直腸感覚検査における電気的刺激やバルーンによる伸展刺激に対して直腸で感じる最小限の刺激値.

直腸感覚検査（ちょくちょうかんかくけんさ）
rectal sensory examination　直腸の感覚能を評価する検査．直腸バルーン感覚検査や直腸粘膜電気〔刺激〕感覚検査などがある.

直腸感覚発現容量
（ちょくちょうかんかくはつげんようりょう）
→初期感覚閾値（しょきかんかくいきち）

直腸空置術（ちょくちょうくうちじゅつ）
rectal exclusion　直腸に便を通さない手術．直腸を残して，ストーマを造設するハルトマン手術が代表的．【cf.】ハルトマン手術

直腸空置症候群
（ちょくちょうくうちしょうこうぐん）
rectal exclusion syndrome　ハルトマン手術などによって直腸が空置されたことにより，そこに分泌物貯留，腐敗，化膿，出血が起こり，肛門症状として現れること．《便流変更〔性〕大腸炎の一つ》

〔直腸〕後方切除術
（（ちょくちょう）こうほうせつじょじゅつ）
posterior resection〔of the rectum〕開腹せずに後方から直腸を切除する手術．《括約筋温存術式》

〔直腸〕前方切除術
（（ちょくちょう）ぜんぽうせつじょじゅつ）
anterior resection〔of the rectum〕直腸切除の際に肛門側断端の切離とそれに引き続く吻合を腹腔内から施行する手術方法．《括約筋温存術式》

直腸肛門奇形（ちょくちょうこうもんきけい）
＝鎖肛（さこう）　anorectal malformation ＝ anorectal anomaly ＝ anal atresia ＝ imperforate anus　総排泄腔から膀胱・尿道，腟，直腸・肛門が分化，形成される過程の障害により生じた直腸肛門形態異常.

直腸肛門機能検査
（ちょくちょうこうもんきのうけんさ）
anorectal physiology examination　直腸肛門の機能を評価するための検査．直腸肛門内圧測定，直腸感覚検査，バ

ルーン排出検査などがある.

直腸肛門狭窄
（ちょくちょうこうもんきょうさく）

anorectal stenosis　肛門管および直腸下端の狭窄.

直腸肛門興奮反射
（ちょくちょうこうもんこうふんはんしゃ）

rectoanal excitatory reflex　直腸の伸展刺激に反応して外肛門括約筋が収縮する反射.

直腸肛門痛 （ちょくちょうこうもんつう）

＝肛門痛（こうもんつう）　anorectal pain = anal pain　肛門や直腸またはその周囲に感じる疼痛.　→**機能性直腸肛門痛**（きのうせいちょくちょうこうもんつう）, **慢性骨盤痛症候群**（まんせいこつばんつうしょうこうぐん）

直腸肛門内圧測定
（ちょくちょうこうもんないあつそくてい）

anorectal manometry　肛門括約筋の収縮力, 怒責時の直腸内圧変化, 直腸肛門反射などを評価するために, 直腸と肛門管の内圧を測定する検査.

直腸肛門抑制反射
（ちょくちょうこうもんよくせいはんしゃ）

rectoanal inhibitory reflex　直腸の伸展刺激に反応して内肛門括約筋が弛緩する反射.

直腸固定術 （ちょくちょうこていじゅつ）

rectopexy　直腸脱に対する手術で, 直腸を単純縫合または人工物（メッシュ）を用いて固定する.

直腸コンプライアンス
（ちょくちょうこんぷらいあんす）

rectal compliance　直腸壁に一定圧が加わった際に変化する直腸容積で, 直腸壁の伸展性, 柔軟性を表す.

直腸重積 （ちょくちょうじゅうせき）

rectal intussusception（internal rectal propalse）　排便時に直腸壁が内腔側に重積する状態. 排便困難や残便感の原因となることがあり, 直腸脱の前駆状態であることもある.

直腸切断後症候群
（ちょくちょうせつだんごしょうこうぐん）

rectal amputation syndrome　直腸切断術を受けたことにより生ずる, 会陰深部痛・不快感, 腰疝痛, 肛門幻像などの症状. 骨盤内再発と区別が必要.

直腸切断術 （ちょくちょうせつだんじゅつ）

rectal excision（amputation）　直腸を肛門括約筋とともに切除する手術.《腹会陰式, 仙骨腹式, 腹仙骨式, 仙骨式, 会陰式. S状結腸に永久的単孔式人工肛門を造設することになる》

直腸穿孔 （ちょくちょうせんこう）

rectal perforation　直腸の穿孔. 原因として異物, 医療行為, 外傷, 炎症, 腫瘍, 血流障害などがあり, 重篤な合併症を引き起こすことが多い.

直腸総排泄腔瘻
（ちょくちょうそうはいせつこうろう）

rectocloacal fistula　直腸下端が瘻孔として総排泄腔に開いている女児の高位鎖肛.

直腸脱 （ちょくちょうだつ）

rectal prolapse, procidentia　直腸が肛

直腸知覚過敏（ちょくちょうちかくかびん）

rectal hypersensitivity　直腸の知覚が過敏になっている状態．強い便意に伴って直腸が過剰に収縮するため，切迫性便失禁を生じやすい．

直腸知覚低下（ちょくちょうちかくていか）

rectal hyposensitivity　直腸の知覚が低下している状態．便意を感じにくいために直腸糞便塞栓を生じやすい．

直腸腟中隔（ちょくちょうちつちゅうかく）

rectovaginal septum　直腸と腟の間に存在する隔壁で，脆弱化すると直腸瘤の原因となる．

直腸腟壁弛緩症
（ちょくちょうちつへきしかんしょう）

rectocele　→直腸瘤（ちょくちょうりゅう）

直腸腟瘻（ちょくちょうちつろう）

rectovaginal fistula　直腸と腟の間に瘻孔が形成された状態．

直腸腟瘻修復術
（ちょくちょうちつろうしゅうふくじゅつ）

rectovaginal fistula repair　直腸腟瘻を修復する手術．

直腸内貫通式手術
（ちょくちょうないかんつうしきしゅじゅつ）

endorectal pull-through procedure　直腸粘膜を切除した後，直腸筋層のトンネルの中に正常腸管を通して肛門全周に吻合する手術．

直腸粘液瘻造設術
（ちょくちょうねんえきろうぞうせつじゅつ）

proctostomy = mucous fistula of the rectum　直腸S状部断端を腹壁に開口し外瘻とする手術．

直腸粘膜脱（ちょくちょうねんまくだつ）

rectal mucosal prolapse　直腸粘膜，肛門上皮が肛門から脱出する状態．不完全直腸脱と同義．

直腸粘膜脱症候群
（ちょくちょうねんまくだつしょうこうぐん）

＝孤立性直腸潰瘍症候群（こりつせいちょくちょうかいようしょうこうぐん）　mucosal prolapse syndrome = solitary rectal ulcer syndrome　排便時のいきみ等により直腸壁が肛門管内に侵入して潰瘍や隆起性病変を形成したもの．前壁に多い．

直腸粘膜電気感覚閾値
（ちょくちょうねんまくでんきかんかくいきち）

rectal mucosal electrosensitivity　直腸に挿入した電気刺激装置を用いて測定された直腸粘膜の最小感覚の値．

直腸粘膜電気〔刺激〕感覚検査
（ちょくちょうねんまくでんき〔しげき〕かんかくけんさ）

rectal mucosal electrical〔sensitivity〕examination　直腸表面を電気刺激して，刺激感を初めて知覚する最小電流量を測定することで直腸感覚能を評価する検査．【cf.】肛門粘膜電気〔刺激〕感覚検査

直腸バルーン感覚検査
（ちょくちょうばるーんかんかくけんさ）

rectal sensory examination to balloon distension　直腸内にバルーンを留置して，徐々に空気で膨張させることに

よって直腸の感覚を評価する検査.
→**直腸感覚発現容量（初期感覚閾値）**（ちょくちょうかんかくはつげんようりょう（しょきかんかくいきち）），**便意発現容量**（べんいはつげんようりょう），**最大耐容量**（さいだいたいようりょう）

直腸尾骨筋（ちょくちょうびこつきん）
rectococcygeal muscle　肛門挙筋の一部で直腸と尾骨をつなぐ平滑筋.

直腸膀胱瘻（ちょくちょうぼうこうろう）
rectovesical fistula　直腸と膀胱の間に瘻孔が形成された状態．先天性と後天性がある．

直腸瘤（ちょくちょうりゅう）
＝直腸腟壁弛緩症（ちょくちょうちつへきしかんしょう）　rectocele　排便時，怒責時，歩行時などに，直腸前壁が腟側に膨隆し，便排出障害などの原因となる病態．

直腸瘤修復術（ちょくちょうりゅうしゅうふくじゅつ）
rectocele repair　排便困難や骨盤臓器脱の原因となる直腸瘤を，自家組織やメッシュを利用して修復する手術．経腟的，経会陰的，経肛門的アプローチがある．

貯留嚢（ちょりゅうのう）
pouch/reservoir　消化管を体内で袋状に形成して貯留機能をもたせたもの．結腸ではS型嚢，回腸ではJ型嚢，S型嚢，H型嚢，W型嚢などが用いられる．【cf.】ストーマ袋

貯留嚢形成術（ちょりゅうのうけいせいじゅつ）
＝パウチ形成術（ぱうちけいせいじゅつ）　pouch plasty = reservoir operation　尿や便のコンチネンスを保たせるために貯留嚢を形成する手術．

つ

追従性（ついじゅうせい）
《皮膚と装具の》conformability　圧力，接着力などにあわせて変形しやすさを示す性質．

通気性粘着テープ（つうきせいねんちゃくてーぷ）
breathable pressure sensitive adhesive tape　空気や水蒸気を透過する特徴をもつ粘着テープ．

ツーピース系装具（つーぴーすけいそうぐ）
→**二品系装具**（にひんけいそうぐ）

て

TOTスリング手術（てぃーおーてぃーすりんぐしゅじゅつ）
trans-obturator tape sling operation　腹圧性尿失禁に対して，人工的なテープを経腟的に閉鎖孔を通すことによって尿道中部を圧迫なく吊り上げる手術法．

低位鎖肛（ていいさこう）
low-type anomaly（translevator anomaly）　直腸下端が恥骨直腸筋係蹄より下降した後，肛門管が異常形成された

直腸肛門奇形．肛門腟前庭瘻，完全被覆性肛門，被覆性肛門狭窄などがある．《通常，ストーマは造設されない》

〔直腸〕低位前方切除術（（ちょくちょう）ていいぜんぽうせつじょじゅつ）
low anterior resection〔of the rectum〕〈LAR〉　開腹創だけから直腸を切除して腹膜反転部より下で近位の腸管と直腸を吻合する手術．《括約筋温存術式》

低位前方切除後症候群（ていいぜんぽうせつじょごしょうこうぐん）
low anterior resection syndrome〈LARS〉　直腸癌に対する低位前方切除などの肛門温存手術後にみられる排便障害の総称．【cf.】直腸切断後症候群

TVM 手術（てぃーぶいえむしゅじゅつ）
tension-free vaginal mesh/transvaginal mesh〈TVM〉procedure　骨盤臓器脱に対するメッシュを用いた経腟的修復術．

TVT スリング手術（てぃーぶいてぃーすりんぐしゅじゅつ）
tension-free vaginal tape〈TVT〉sling procedure　腹圧性尿失禁に対して人工的なテープを用いて経腟的に尿道中部を恥骨上部腹壁方向に圧迫なく吊り上げる手術法．

ティールシュ手術（てぃーるしゅしゅじゅつ）
Thiersch operation　直腸脱に対して肛門周囲にリング状に留置した人工物で肛門を締める手術．

低コンプライアンス膀胱（ていこんぷらいあんすぼうこう）
low（poor）compliant bladder　膀胱の伸展機能が不良であるため，蓄尿期に，不随意性膀胱収縮に依らずに膀胱内圧が異常に上昇する膀胱の状態．

定時排尿法（ていじはいにょうほう）
timed（scheduled）voiding　時間間隔を決めて排尿に誘導する方法．→行動療法（こうどうりょうほう），計画療法（けいかくりょうほう）

泥状便（でいじょうべん）
muddy stool　泥のような糞便．

テーパーエッジ（てーぱーえっじ）
《面板の》＝先薄型（さきうすがた）tapered edge　面板の皮膚保護剤の厚さが外縁にいくほど薄くなっている形状．

テネスムス（てねすむす）
＝裏急後重（りきゅうこうじゅう）tenesmus　便意があるのに便が出ない，あるいは少量しか出ないのに頻回に便意をもよおす状態．

デフィコグラフィー（でふぃこぐらふぃー）
「デフェコグラフィー」の表記も可　defecography　→排便造影検査（はいべんぞうえいけんさ）

デブリードマン（でぶりーどまん）
＝壊死組織除去（えしそしきじょきょ）debridement　固着した汚染組織や異物，挫滅・壊死組織や不良肉芽などを掻爬や切除などにより除去する手技．《化学的デブリードマン，酵素的デブリードマン，機械的デブリードマン，外科的デブリードマン》

デュアメル手術（でゅあめるしゅじゅつ）
Duhamel's procedure　直腸の下方約半分を残して無神経節腸管を切除し，直腸後方を通して肛門に吻合した正常

結腸と直腸との隔壁を除いて，前壁に直腸，後壁に正常結腸がくるようにする手術．《ヒルシュスプルング病に対する術式》

デルマドローム（でるまどろーむ）
dermadrome　全身的な疾患に伴って生じた皮膚病変．

デロルメ手術（でろるめしゅじゅつ）
「デローム手術」の表記も可　Delorme operation　直腸脱に対して脱出直腸の粘膜を剝離・切除して，筋層を長軸方向に縫縮する手術．

電気刺激薄筋移植術（でんきしげきはっきんいしょくじゅつ）
dynamic gracioplasty　肛門周囲に巻きつけた薄筋を，電気刺激で速筋から遅筋に変化させる肛門括約筋再建術．

電気刺激療法（でんきしげきりょうほう）
electrostimulation = electrical neuromodulation　骨盤底筋，あるいは膀胱・尿道括約筋・直腸・肛門括約筋をコントロールする神経を電気刺激して，腹圧性尿失禁や過活動膀胱（切迫性尿失禁），便失禁を治療する神経変調療法．本邦では干渉低周波刺激療法及び難治性過活動膀胱と便失禁に対する仙骨神経刺激療法が保険適用．　→仙骨神経刺激療法（せんこつしんけいしげきりょうほう）

伝田変法（でんだへんぽう）
《ソアベ手術の》　Denda's modification　ヒルシュスプルング病に対して，直腸内を通した腸管を一期的に肛門に吻合する手術．

と

洞（どう）
sinus　一方が盲端となった瘻孔．【cf.】瘻孔

導尿（どうにょう）
catheterization　膀胱または代用膀胱内の尿を排出するためにカテーテルを挿入する手技．

導尿型代用膀胱造設術（どうにょうがただいようぼうこうぞうせつじゅつ）
catheterizable urine pouch/continent urinary reservoir　代用膀胱に導尿輸出脚をもたせたストーマを造設する手術．尿排出はストーマからの導尿により行う．【cf.】新膀胱造設術，自排尿型代用膀胱造設術　→禁制［型］代用膀胱造設術（きんせい［がた］だいようぼうこうぞうせつじゅつ）

特定疾患治療研究事業（とくていしっかんちりょうけんきゅうじぎょう）
Specified Disease Treatment Research Program　原因の究明，治療方法の開発等のため，潰瘍性大腸炎，クローン病，ベーチェット病など国が特定した特殊疾患の医療費の助成制度．保険診療では治療費の自己負担分の一部を国と都道府県が公費負担として助成している．《保険診療の自己負担分》

特発性（限局性）腸穿孔（とくはつせい（げんきょくせい）ちょうせんこう）
idiopathic focal（localized）intestinal perforation　極または超低出生体重児において壊死性腸炎の所見を伴わない

限局的な腸管穿孔.

特発性便秘（とくはつせいべんぴ）
idiopathic constipation　原因不明の便秘.【cf.】原発性(一次性)便秘

床用（ベッドサイド用）蓄尿袋（とこよう（べっどさいどよう）ちくにょうぶくろ）
urinary bag for bedside use　→蓄尿袋(ちくにょうぶくろ)

怒責（どせき）
→いきみ

凸型嵌め込み具（とつがたはめこみぐ）
convex insert　面板フランジの内側に嵌めて面板を凸型にする輪状の器具.

凸面型面板（とつめんがためんいた）
convex faceplate/baseplate/skin barrier　皮膚にむかって接皮側に凸形状の面板.

凸面装具（とつめんそうぐ）
convex skin barrier appliance, convexity equipment appliance　面板が凸面型のストーマ装具.【cf.】平面装具, 凹面装具

DRESS スコア（どれすすこあ）
digital rectal examinaiton scoring system〈DRESS〉score　直腸肛門指診における筋緊張や随意収縮の状態を6段階に数値化して記載する評価法.

ドレッシング（どれっしんぐ）
dressing　創傷を被覆する医療材料, 創傷部位などを手当てすること.

ドレナージ（どれなーじ）
→排液［術］（はいえき［じゅつ］）

ドレナージ袋（どれなーじぶくろ）
drainage bag　瘻孔やストーマ周囲に着けて, 排液管理をしやすく工夫されている袋.

な

内圧尿流検査（ないあつにょうりゅうけんさ）
pressure flow study　膀胱内圧, 直腸内圧（腹圧）, 尿流量を同時に測定し, 膀胱収縮圧《膀胱内圧－直腸内圧》と尿流量の関係から膀胱収縮能, 膀胱出口部閉塞の程度を評価する検査.

内因性括約筋不全（ないいんせいかつやくきんふぜん）
＝尿道括約筋不全　intrinsic sphincter deficiency　腹圧性尿失禁の病因の一つで, 外尿道括約筋自体の機能障害により尿道抵抗が低下する状態.【cf.】尿道過可動

内肛門括約筋（ないこうもんかつやくきん）
internal anal sphincter, internal sphincter muscle of the anus　直腸輪状筋の延長線上にある肛門の平滑筋で, 肛門をリング状に不随意的に締めている.

内尿道括約筋（ないにょうどうかつやくきん）
internal urethral sphincter　膀胱頸部を構成する輪状の平滑筋層を指し, 膀胱頸部の尿禁制機能を担う.

内部障害（ないぶしょうがい）
internal organ dysfunction　身体障害のうち, ぼうこう・直腸機能障害, 小腸機能障害などの身体内部臓器の機能

内容識別能（ないようしきべつのう）
sampling function →サンプリング機能（さんぷりんぐきのう）

内瘻（ないろう）
internal fistula　皮膚に開口していない臓器間の《腸管，尿路，その他の間に生じた》瘻孔．【cf.】[外]腸瘻，尿瘻

軟性凸面型面板（なんせいとつめんがためんいた）
soft convex skin barrier, soft convexity equipment　凸状の部分が軟性の面板．

難治性過活動膀胱（なんちせいかかつどうぼうこう）
refractory overactive bladder　一次治療である行動療法および各種抗コリン薬（経口薬，貼付薬）やβ₃作動薬を含む薬物療法を単独ないしは併用療法として，少なくとも12週間の継続治療を行っても抵抗性である過活動膀胱．

難病（なんびょう）
intractable diseases　発病の機構が明らかではなく，治療法が確立していない希少な疾患で，長期の療養を必要とするもの．

軟便（なんべん）
soft stool　軟らかい糞便．

に

肉芽（にくげ）
granulation　創傷の治癒過程に創面に増殖する結合組織．《顆粒状を呈する．肉芽腫や肉芽症は病的であるが，肉芽組織は異常反応ではない》

二次開口術（にじかいこうじゅつ）
→［人工肛門］二次開口術（［じんこうこうもん］にじかいこうじゅつ）

二次性便秘（にじせいべんぴ）
secondary constipation →続発性便秘（ぞくはつせいべんぴ）

二次治癒（にじちゆ）
secondary healing/intention　組織の欠損が大きい場合や感染を起こす可能性が高いときに，開放創のままで創傷を治癒させる方法．【cf.】一次治癒，三次治癒

二次閉鎖（にじへいさ）
《創の》 secondary closure →二次縫合（にじほうごう）

二次縫合（にじほうごう）
＝二次閉鎖（にじへいさ）　secondary suture ＝ secondary closure　開放創の感染が消退したのちに縫合する方法．

日常生活用具給付券（にちじょうせいかつようぐきゅうふけん）
daily life equipment benefit　障害者に対する支援機器の支給システムには「補装具」と「日常生活用具」があり，障害者手帳の申請により日常生活用具としてストーマ装具の費用が給付券として支給をされる．

ニップルバルブ（にっぷるばるぶ）
《ストーマの》 nipple valve　貯留嚢内

へ乳頭状に突出させて弁様機能をもたせたもの．《輸入脚部に造られた逆流防止弁と輸出脚部に造られた失禁防止弁とがある》

二品系〔ストーマ〕装具
(にひんけい〔すとーま〕そうぐ)

＝ツーピース系装具（つーぴーすけいそうぐ）
two-piece ostomy system　袋部と面板が分離して，別々に交換することができるストーマ装具．

二分脊椎〔症〕(にぶんせきつい〔しょう〕)

spina bifida, spinal dysraphism　脊椎椎弓正中部の病的欠損により椎弓が二分した病態を指す．通常は脊髄髄膜瘤・脊髄脂肪腫など脊髄閉鎖不全（spinal dysraphism）に合併して認められる．開放性二分脊椎と閉鎖性二分脊椎に分類される．　→開放性二分脊椎（かいほうせいにぶんせきつい），閉鎖性二分脊椎（へいさせいにぶんせきつい），脊髄髄膜瘤（せきずいずいまくりゅう），脊髄披裂（せきずいひれつ），脊髄脂肪腫（せきずいしぼうしゅ）

日本オストミー協会
(にほんおすとみーきょうかい)

Japan Ostomy Association Inc.〈JOA〉　ストーマ保有者の講演会・講習会，社会適応訓練事業などを通して，ストーマ保有を必要とする人たちを支援するために活動している公益社団法人．

日本小児ストーマ・排泄・創傷管理研究会
(にほんしょうにすとーま・はいせつ・そうしょうかんりけんきゅうかい)

Japanese Society of Pediatric Wound Ostomy and Continence care　小児のストーマ保有・排泄障害に対する手術や合併症への対応，ストーマ・排泄ケアの質の向上を推進し，子ども・家族の福祉に貢献することを目的とする学術組織．

日本ストーマ・排泄リハビリテーション学会
(にほんすとーま・はいせつりはびりてーしょんがっかい)

Japanese Society of Stoma and Continence Rehabilitation〈JSSCR〉　ストーマならびに排泄障害のリハビリテーションに関する研究，教育を行い，日本におけるストーマならびに排泄障害に対するリハビリテーションの発展に寄与することを目的とする学術組織．

日本ストーマ用品協会
(にほんすとーまようひんきょうかい)

Japaneace Association of Stoma Suppliers　ストーマケア用品等の開発・普及の促進とストーマケアの健全な発展，及びストーマ保有者のQOL向上に寄与するために設立された非営利業者団体．これを前身としてストーマ用品セーフティーネット連絡会が結成され，平成27年3月31日に解散した．　→ストーマ用品セーフティーネット連絡会（すとーまようひんせーふてぃーねっとれんらくかい）

日本創傷・オストミー・失禁管理学会
(にほんそうしょう・おすとみー・しっきんかんりがっかい)

Japanese Society of Wound, Ostomy, and Continence Management〈JWOCM〉　創傷，ストーマ，失禁などの管理に関する専門領域の教育，研究，実践および医療の連携をはかり，専門知識の向上，普及に貢献し，もって社会に貢献することを目的とした事業を行う学術組織．

尿意 (にょうい)

desire to void　尿がしたいという感覚．

尿意切迫感（にょういせっぱくかん）
urinary urgency　急に起こる抑えられないような強い尿意で，がまんすることが困難な症状．過活動膀胱の必須症状．

尿管異所開口（にょうかんいしょかいこう）
ectopic ureter　尿管が膀胱頸部・尿道，女児では腟・腟前庭，男児では精嚢・精管など異常部に開口する先天異常．《女児では尿失禁，男児では精巣上体炎の原因となる》

尿管 S 状結腸吻合術
（にょうかんえすじょうけっちょうふんごうじゅつ）
ureterosigmoidostomy　膀胱全摘除術後の尿路変向の1つで，尿管をS状結腸に吻合する手術．発癌の危険が高いため現在は行われていない．

尿管ステント（にょうかんすてんと）
ureteral stent　尿管の通過障害に対して，尿流確保のために尿管内に留置する内ステント・カテーテル．

尿管尿管吻合術
（にょうかんにょうかんふんごうじゅつ）
ureteroureterostomy　尿管同士を互いに吻合する手術．尿管皮膚瘻造設術の際に，左右の尿管を一側にまとめてシングルストーマとして開口させる場合《両側尿管合流式皮膚瘻造設術》や尿管狭窄の再建の場合などに用いる．

尿管皮膚瘻〔造設術〕
（にょうかんひふろう〔ぞうせつじゅつ〕）
cutaneous ureterostomy　尿管を直接体表に吻合してストーマを作る尿路変向の術式．両側尿管皮膚瘻造設術，両側尿管合流式皮膚瘻造設術，二連銃式／ループ式（環状）尿管皮膚瘻造設術などの術式がある．

尿管膀胱移行部通過障害（閉塞）
（にょうかんぼうこういこうぶつうかしょうがい（へいそく））
ureterovesical junction obstruction〈UVJO〉　尿管が膀胱壁を通過する部位の狭窄．《多くは水腎／水尿管を伴う》

尿器（にょうき）
→受尿器（じゅにょうき）

尿禁制（にょうきんせい）
urinary continence　尿が漏れない状態．

尿検査（にょうけんさ）
urinalysis　尿のpH，糖，蛋白等の定性試験と尿沈査を調べる検査．

尿失禁（にょうしっきん）
urinary incontinence　不随意な尿の漏れ．

尿失禁用受尿具
（にょうしっきんようじゅにょうぐ）
urinary incontinence device = urine receiver（collector）　陰部に着けて失禁尿を収集する器具．《コンドーム型収尿器（受尿具）と女性用受尿具とがある》【cf.】収尿器　→図24(p.166)

尿勢低下（にょうせいていか）
slow（weak）stream　尿の勢いが弱いという愁訴．

尿線途絶（にょうせんとぜつ）
intermittency　尿線が排尿中に1回以上途切れるという愁訴．

尿線分割（にょうせんぶんかつ）
spraying（splitting）of urinary stream

尿線が分かれて出るという愁訴.

尿道外尿失禁（にょうどうがいにょうしっきん）
extra-urethral incontinence　瘻孔などの尿道口以外の経路からの不随意の尿漏出所見. 膀胱腟瘻や尿管異所開口によるものが代表的.

尿道過可動（にょうどうかかどう）
urethral hypermobility　女性腹圧性尿失禁の代表的な原因で, 尿道の支持組織の脆弱化によって膀胱頸部から近位尿道が腹圧上昇時に過度に下垂する病態.

尿道括約筋（にょうどうかつやくきん）
urethral sphincter　尿禁制を保持するための括約筋で, 一般には, 横紋筋からなる横紋筋性括約筋（striated sphincter）を指し, 男性では前立腺の遠位, 女性では中部尿道に存在する. 外尿道括約筋（external urethral sphincter）とも呼ぶ.

尿道括約筋不全（にょうどうかつやくきんふぜん）
instrinsic sphincter deficiency　→内因性括約筋不全（ないいんせいかつやくきんふぜん）

尿道下裂（にょうどうかれつ）
hypospadias　外尿道口が亀頭先端に開口せず, 亀頭部から会陰部の陰茎腹側（下側）に位置する先天異常. 陰茎の腹側屈曲を伴うことが多い.

尿道狭窄（にょうどうきょうさく）
urethral stricture　尿道に生じた器質的な通過障害.

尿道上裂（にょうどうじょうれつ）
epispadias　亀頭・陰茎の背側（上側）が離開して外尿道口が陰茎背側近位に開口する先天異常. 単独で発生することはまれで, 通常, 膀胱外反症や総排泄腔外反症を合併し, 尿失禁を呈することが多い.

尿道損傷（にょうどうそんしょう）
urethral injury　外力による尿道の外傷.

尿道痛（にょうどうつう）
urethral pain　排尿前, 排尿中かつ, または排尿後に尿道に感じられる, 痛み, 圧迫感, または不快感.

尿道内圧測定（にょうどうないあつそくてい）
urethral pressure measurement　尿道内圧を測定する検査法. 《閉鎖している尿道を開くのに必要な水圧を測定し, 蓄尿時の尿道閉鎖機能の評価のために行う》

尿道留置カテーテル（にょうどうりゅうちかてーてる）
〔indwelling〕urethral catheter　経尿道的に膀胱に留置し, 持続的に膀胱内の尿を排出させるカテーテル. 通常, バルーン・カテーテルを用いる.

尿排出（にょうはいしゅつ）
＝排尿（はいにょう）　voiding/urination/micturition　膀胱から尿道を通って尿を排出すること.

尿排出機能（にょうはいしゅつきのう）
＝排尿機能（はいにょうきのう）　voiding function　下部尿路機能のうち, 膀胱から尿道を通って尿を排出する機能. 下部尿路機能全体を指す意味で排尿機能という用語を原則的に用いるべきで

はない．→下部尿路機能（かぶにょうろきのう），蓄尿機能（ちくにょうきのう）

尿排出機能障害
（にょうはいしゅつきのうしょうがい）

＝排尿機能障害（はいにょうきのうしょうがい）
＝排尿障害（はいにょうしょうがい） voiding dysfunction　膀胱から尿道を通って尿を排出する機能の障害を指し，尿排出機能障害という．排尿機能障害と蓄尿機能障害を併せたものは，下部尿路機能障害と呼ぶべきで，排尿障害や排尿機能障害と呼ぶべきではない．
→下部尿路機能障害（かぶにょうろきのうしょうがい），蓄尿機能障害（ちくにょうきのうしょうがい）

尿排出症状（にょうはいしゅつしょうじょう）

＝排尿症状（はいにょうしょうじょう） voiding symptoms　下部尿路症状のうち，尿排出（排尿）相にみられる症状．下部尿路症状全体を指す意味で「排尿症状」という用語を用いるべきではない．
→下部尿路症状（かぶにょうろしょうじょう），蓄尿症状（ちくにょうしょうじょう），排尿後症状（はいにょうごしょうじょう）

尿排出口開閉具
（にょうはいしゅつこうかいへいぐ）

urine drainage tap　尿路用ストーマ袋や蓄尿袋の尿排出口の開閉栓．《キャップ式，パイプ式，コック式，回転式など》

尿閉（にょうへい）

urinary retention　（症状としては）膀胱内に貯留している尿を全く排出できないという愁訴．（徴候としては）膀胱内の尿を適切に排出できないこと．発症形式によって急性と慢性に，尿排出の可否によって完全，不完全に分類される．

尿流測定（にょうりゅうそくてい）

uroflowmetry　尿流量計を用いて，単位時間当たりの尿流出量すなわち尿流量（mL/sec）を連続して測定する検査法．尿流波形，尿流量，排尿量，排尿時間などを評価する．尿排出機能障害の有無や程度を客観的かつ非侵襲的に評価する検査法．

尿流動態検査（にょうりゅうどうたいけんさ）

＝ウロダイナミクス検査（うろだいなみくすけんさ） urodynamic study　下部尿路機能を評価するための検査の総称で，膀胱内圧測定，内圧尿流検査，尿流測定などを含む．

尿路（にょうろ）

urinary tract　（腎臓から外尿道口までの）尿が通過する経路．腎臓，尿管，膀胱，尿道からなる．

尿瘻（にょうろう）

urinary fistula　尿路と他臓器（皮膚）との間にできた瘻孔．尿道皮膚瘻，尿道腟瘻，尿道直腸瘻，膀胱腟瘻，尿管腟瘻，膀胱腸瘻など．

尿路感染〔症〕（にょうろかんせん〔しょう〕）

urinary tract infection〈UTI〉　尿路に細菌が感染して起こる尿路上皮の炎症反応であり，通常，細菌尿と膿尿を伴う．

尿路管理（にょうろかんり）

urinary management　狭義には尿排出の方法（自排尿，間欠導尿，カテーテル留置）を指す．一方，広義には，薬物療法や外科的治療を含めた，下部尿路機能障害全般に対する管理法の総称

にょうろ

として用いられる場合もある．排尿管理法と呼ばれる場合もある．

尿路ステント（にょうろすてんと）

urinary tract stent　尿流を確保するために尿路（尿管，前立腺部尿道，膜様部尿道）に一時的，あるいは恒久的に留置する管状カテーテルまたは器具．尿管に留置する尿管ステント，前立腺部あるいは膜様部尿道に留置する尿道ステントがある．

尿路ストーマ（にょうろすとーま）

＝ウロストミー，ウロストーマ　urinary stoma, urostomy, urostoma　尿路のストーマ．

尿路通過障害（にょうろつうかしょうがい）

urinary tract obstruction　尿路の完全あるいは不完全閉塞により，尿流が障害された状態．

尿路変向〔術〕（にょうろへんこう〔じゅつ〕）

urinary diversion　腎臓から外尿道口までの通常の尿の経路を変更して尿を体外に導く手術法全般を指す．腎瘻，尿管皮膚瘻，回腸導管，膀胱瘻造設術，禁制〔型〕代用膀胱造設術などがある．

尿路用ストーマ袋（にょうろようすとーまぶくろ）

urostomy bag/pouch　尿路ストーマに装着して尿を収容する袋．【cf.】蓄尿袋, 収尿器, 受尿器

〔尿路ストーマ袋用〕接続管（〔にょうろすとーまぶくろよう〕せつぞくかん）

＝コネクター（こねくたー）　urostomy bag connector　尿路用ストーマ袋と蓄尿袋を連結する管．

二連銃式人工肛門〔造設術〕（にれんじゅうしきじんこうこうもん〔ぞうせつじゅつ〕）

double-barrelled colostomy/ileostomy　連続性を断った腸管を二連銃様に並置して人工肛門と粘液瘻にする手術．

認知機能障害性尿失禁（にんちきのうしょうがいせいにょうしっきん）

impaired cognition urinary incontinence　認知機能障害のある患者がトイレを認知できずに生じる尿失禁．→機能障害性尿失禁（きのうしょうがいせいにょうしっきん）

認知機能障害性便失禁（にんちきのうしょうがいせいべんしっきん）

impaired cognition fecal incontinence　認知機能障害のためにトイレ以外の場所で排便して生じる便失禁．

ね

ネオブラダー（ねおぶらだー）

neobladder　→新膀胱造設術（しんぼうこうぞうせつじゅつ）

練状皮膚保護剤（ねりじょうひふほござい）

skin barrier paste　親水性ポリマーを主体とした複合ポリマー剤に粘性流動性を持たせたペースト状（練状）の皮膚保護剤．

粘液失禁（ねんえきしっきん）

＝肛門粘液漏（こうもんねんえきろう）　mucus incontinence, mucus leakage　肛門から粘液が漏れる状態．

粘液瘻（ねんえきろう）
mucous fistula　双孔式人工肛門の遠位側から粘液だけが出てくるストーマ．

粘性（ねんせい）
→粘度（ねんど）

粘着型フランジ（ねんちゃくがたふらんじ）
adhesive flange　粘着テープによって接合するフランジ．

粘着剤（ねんちゃくざい）
pressure sensitive adhesive〈PSA〉＝ tacky adhesion　二物を感圧的に接着させること．《剥離可能な一時的接着》

粘着式装具／袋
（ねんちゃくしきそうぐ／ふくろ）
adhesive appliance/bag　粘着式面板使用の装具／袋．

粘着テープ（ねんちゃくてーぷ）
adhesive tape　粘着剤を布，フィルムや不織布基材等と組み合わせてテープ状に加工したもの．

粘着特性（ねんちゃくとくせい）
pressure sensitive adhesion property　粘着剤の性能，粘着力，保持力，タック等で表現される．

粘着剥離剤（ねんちゃくはくりざい）
adhesive remover　粘着剤を皮膚から剥がす液体．界面作用型と粘着作用型がある．使用形態として滴下式，スプレー式，ワイプ式がある．

粘着力（ねんちゃくりょく）
adhesion strength　粘着剤と被着体との接触によって生じる力．多くの場合，剥離力を用いて表現される．

粘度（ねんど）
＝粘性（ねんせい）　viscosity　粘着剤などの粘弾性体の流動性，粘性の度合い．

粘膜翻転法（ねんまくほんてんほう）
mucosal eversion method　ストーマを造設する際に腸管を外反し粘膜面を露出させる手技．

の

ノンインフレータブル陰茎プロステーシス
（のんいんふれーたぶるいんけいぷろすてーしす）
non-inflatable penile prosthesis〈NIPP〉　2本の充実性可塑性シリンダーを陰茎海綿体内に挿入し，陰茎を性交可能な硬度にするプロステーシス．

は

パープルユーリンバッグ症候群
（ぱーぷるゆーりんばっぐしょうこうぐん）
purple urine bag syndrome〈PUBS〉蓄尿袋や尿路用ストーマ袋が青紫に着色する現象．「紫色蓄尿バッグ症候群」ともいう．慢性便秘症と尿路感染症が併発することで発生するとされる．

ハイアウトプットストーマ
（はいあうとぷっとすとーま）
high output stoma　→多排泄量ストーマ（たはいせつりょうすとーま）

排液〔術〕（はいえき〔じゅつ〕）
drainage　病的液体を体外へ排出させ

る手術．液体を誘導し排出させること．

バイオフィードバック〔療法〕
(ばいおふぃーどばっく〔りょうほう〕)
《骨盤底筋訓練における》 biofeedback〔therapy〕 目に見えない身体（骨盤底筋）の動きを，媒体を通して聴覚視覚で確認すること．骨盤底筋訓練を有効に指導するための方法．

排出口閉鎖具 (はいしゅつこうへいさぐ)
《消化管用ストーマ袋の》 open-ended bag closure 開放型袋の便排出口を開閉する器具．

排出処理 (はいしゅつしょり)
《ストーマ袋からの》emptying stoma/ostomy bag ストーマ袋から排泄物を出し，ストーマ袋の排出口を清潔にすること．《便破棄・便廃棄は不適切》

排泄 (はいせつ)
excretion, urination and/or defecation (evacuation) 排尿や排便など生物が生命活動によって生じる老廃物（尿や便など）を体外に排出する行為や現象．

排泄介助 (はいせつかいじょ)
toilet assistance 排泄用具を用いて，便や尿を排出させること．排泄に伴うトイレでの一連の行為（衣類の着脱，排泄姿勢を取る，排泄後の清潔行為，排泄物の後始末）の不足部分を補うこと．

排泄訓練 (はいせつくんれん)
toilet training 排尿排便の仕方を修得するように訓練すること．

排泄物凝固剤 (はいせつぶつぎょうこざい)
＝凝固剤（ぎょうこざい），ストーマ袋用凝固剤（すとーまぶくろようぎょうこざい）《ストーマ袋用》 water absorbent 水様性の排泄物や排液の水分を吸収して固めるもの．

排泄用具 (はいせつようぐ)
urination and defecation/evacuation devices 排泄のために使用する用具の総称．《ポータブルトイレやしびん，おむつなど》

排泄リハビリテーション
(はいせつりはびりてーしょん)
rehabilitation for urination and/or defecation (evacuation) 排泄障害を克服して自立することだけではなく，排泄障害患者の心身および社会生活の機能を回復させること．また，それを促進する技術と方法．

ハイドロコロイド (はいどろころいど)
hydrocolloid 含有水と不安定な平衡を保つゼラチン状コロイド．《水分となじむ．カラヤガム，カルボキシメチルセルロース，ペクチンなどが水に分散してこれを形成する．創傷被覆材や皮膚保護剤に応用される》 →親水性ポリマー（しんすいせいぽりまー）

排尿 (はいにょう)
→尿排出（にょうはいしゅつ）

排尿機能 (はいにょうきのう)
【cf.】下部尿路機能 →尿排出機能（にょうはいしゅつきのう）

排尿機能障害 (はいにょうきのうしょうがい)
【cf.】下部尿路機能障害 →尿排出機能障害（にょうはいしゅつきのうしょうがい）

排尿記録 (はいにょうきろく)
→頻度・尿量記録 (ひんど・にょうりょうきろく)

排尿筋過活動 (はいにょうきんかかつどう)
detrusor overactivity　膀胱内圧測定において，蓄尿期に不随意な排尿筋収縮を認める病態をいう．

排尿筋括約筋協調不全
(はいにょうきんかつやくきんきょうちょうふぜん)
detrusor sphincter dyssynergia　神経疾患が認められる状況で，排尿時に，排尿筋と尿道括約筋が同時に収縮する尿排出機能障害の病態．

排尿筋低活動 (はいにょうきんていかつどう)
detrusor underactivity　排尿時の排尿筋収縮圧の低下または収縮時間の短縮によって，排尿時間が延長したり，正常な時間内では膀胱を空にできなくなる病態．

排尿筋無収縮 (はいにょうきんむしゅうしゅく)
acontractile detrusor　内圧尿流検査中に，排尿筋の収縮が観察されず（排尿筋圧の上昇がない），排尿が得られないか，怒責によって限られた排尿が生じる病態．

排尿筋漏出時圧
(はいにょうきんろうしゅつじあつ)
detrusor leak point pressure〈DLPP〉　膀胱内圧測定の際に，膀胱充満に伴って低コンプライアンス膀胱に起因する膀胱内圧上昇により，尿漏れが観察された時点での排尿筋圧（膀胱内圧－腹圧）．この高値は上部尿路障害の危険因子となる．【cf.】腹圧下漏出時圧
→低コンプライアンス膀胱 (ていこんぷらいあんすぼうこう)

排尿計画療法 (はいにょうけいかくりょうほう)
scheduled voiding regimens　下部尿路症状に対する行動療法のうち，膀胱訓練，定時排尿法，習慣排尿法，排尿促進法をあわせたもので，広義の膀胱訓練とされる．　→行動療法 (こうどうりょうほう)

排尿後症状 (はいにょうごしょうじょう)
postvoiding symptoms, postmicturition symptoms　下部尿路症状のうち，排尿直後にみられる症状．　→下部尿路症状 (かぶにょうろしょうじょう)，蓄尿症状 (ちくにょうしょうじょう)，尿排出（排尿）症状 (にょうはいしゅつ（はいにょう）しょうじょう)

排尿後尿滴下 (はいにょうごにょうてきか)
postvoiding incontinence/postmicturition dribble/postmicturition leakage　排尿直後に尿が不随意に滴下するという愁訴．

排尿困難 (はいにょうこんなん)
difficulty in micturition (urination, urinating, voiding)　尿が出にくいという症状全般を指し，尿勢低下，尿線細小，遷延性排尿，腹圧排尿などが含まれる．

排尿時膀胱尿道造影
(はいにょうじぼうこうにょうどうぞうえい)
voiding cystourethrography　膀胱内に造影剤を充満させ，X線撮影により排尿中の下部尿路の形態的評価を行う検査．

排尿終末時尿滴下
(はいにょうしゅうまつじにょうてきか)
＝終末時尿滴下 (しゅうまつじにょうてきか)
terminal dribbling　排尿終末時に尿勢が低下して尿が滴下するという愁訴．

排尿障害 (はいにょうしょうがい)
【cf.】下部尿路機能障害　→尿排出機能障害 (にょうはいしゅつきのうしょうがい)，排尿機能障害 (はいにょうきのうしょうがい)

排尿症状 (はいにょうしょうじょう)
【cf.】下部尿路症状　→尿排出症状 (にょうはいしゅつしょうじょう)

排尿促進法 (はいにょうそくしんほう)
＝排尿誘導 (はいにょうゆうどう)　prompted voiding　介護者が排尿の介助を申し出たり積極的にトイレに行くことを勧めたりすることを通じて，患者自らが排尿のためにトイレに行くように促す指導法．→行動療法 (こうどうりょうほう)，計画療法 (けいかくりょうほう)

排尿遅延 (はいにょうちえん)
hesitancy　→遷延性排尿 (せんえんせいはいにょう)

排尿日誌 (はいにょうにっし)
bladder diary　少なくとも24時間にわたって毎回の排尿時刻，排尿量 (ここまでであれば頻度・尿量記録 (排尿記録)（frequency volume chart)），水分摂取，パッド使用，尿失禁の契機，程度や状況を記載した記録．→頻度・尿量記録 (ひんど・にょうりょうきろく)

排尿反射 (はいにょうはんしゃ)
voiding reflex　排尿筋収縮と膀胱出口部（尿流出路）の弛緩を引き起こす反射．正常では中枢神経系の随意制御下にある．

排尿誘導 (はいにょうゆうどう)
prompted voiding　→排尿促進法 (はいにょうそくしんほう)

排便 (はいべん)
defecation, bowel movement　自然肛門または人工肛門からの便の排出．

排便回数減少型便秘 (はいべんかいすうげんしょうがたべんぴ)
infrequent bowel motion（movement）constipation　排便回数が少ないことを特徴とする便秘．排便回数が週に3回未満の基準が使用されることが多い．→排便困難型便秘 (はいべんこんなんがたべんぴ)

排便協調障害 (はいべんきょうちょうしょうがい)
dyssynergic defecation　排便時に弛緩すべき恥骨直腸筋などの骨盤底筋が十分に弛緩しないか，逆に収縮するために，便を排出するのが困難になる病態．
【cf.】奇異性恥骨直腸筋収縮

排便強迫神経症 (はいべんきょうはくしんけいしょう)
defecatory obsessional neurosis　本来排出すべき糞便が直腸にないにもかかわらず，強迫観念に伴う便意のために，排便困難感や残便感を訴える病態．

排便計画療法 (はいべんけいかくりょうほう)
scheduled defecation regimens, schedule-induced defecation　便意を感じられない患者で，食後などタイミングを決めて計画的に排便する行動療法．排便習慣訓練，習慣排便法，排便誘導法が含まれる．→行動療法 (こうどうりょうほう)

排便困難 (はいべんこんなん)
defecation（evacuation）difficulty　肛門から糞便を円滑に排出できない状態．直腸にある便を肛門から円滑に排

出できない症状.　→便排出障害（べんはいしゅつしょうがい）

排便困難型便秘（はいべんこんなんがたべんぴ）
evacuation difficulty constipation　排便困難を特徴とする便秘.硬便による排便困難と,軟便でも排便困難を生じる便排出障害などがある.

排便習慣訓練（はいべんしゅうかんくんれん）
bowel habit training　正しい排便習慣を習得するための訓練.　→排便習慣指導（はいべんしゅうかんしどう）

排便習慣指導（はいべんしゅうかんしどう）
bowel habit instruction　排便時の姿勢や怒責のかけ方,排便のタイミングを適正に行えるようにする指導　→排便習慣訓練（はいべんしゅうかんくんれん）

排便障害（はいべんしょうがい）
defecation disorder = functional bowel and anorectal disorder　便失禁,下痢,便秘など,正常な排便が障害された状態.

排便造影検査（はいべんぞうえいけんさ）
＝デフィコグラフィー　defecography, evacuation proctography　便排出障害の有無や原因診断のために,擬似便排出の様子をX線画像に記録する検査.【cf.】シネ排泄造影

排便促進法（はいべんそくしんほう）
＝排便誘導法（はいべんゆうどうほう）　prompted defecation　介護者が,便意を感じられない患者に対して食後などタイミングを決めて計画的に排便を促す行動療法.計画排便法の一つ.
　→行動療法（こうどうりょうほう）,計画療法（けいかくりょうほう）

パウチカバー（ぱうちかばー）
→ストーマ袋カバー（すとーまぶくろかばー）

パウチ形成術（ぱうちけいせいじゅつ）
→貯留嚢形成術（ちょりゅうのうけいせいじゅつ）

パウチング（ぱうちんぐ）
→ストーマ（失禁）装具／袋装着法（すとーま（しっきん）そうぐ／ふくろそうちゃくほう）

白斑（はくはん）
leukoderma　色素減少ないし脱失の皮膚斑.

剥離刺激（はくりしげき）
stimulation at removal　剥離時の皮膚への機械的刺激.

剥離ライナー（はくりらいなー）
release liner（film, paper）　粘着テープや板状皮膚保護剤の粘着面を使用時まで保護しておくシート.《紙またはフィルム》

薄筋（はっきん）
gracilis muscle　大腿内側に存在し,恥骨結合の外側縁と脛骨の上縁をむすぶ筋肉.大腿の内転に関与.

撥水性保護クリーム（はっすいせいほごくりーむ）
water repellent cream　排泄物から皮膚を保護する撥水性の成分を含むクリーム.

パッチテスト（ぱっちてすと）
→貼布試験（ちょうふしけん）

パッド（ぱっど）
《失禁用品の》 pad　尿や便の漏れを吸収する当て物．用具の素材には，不織布製の使い捨てタイプと布製の再利用タイプがある．

パッドテスト（ぱっどてすと）
pad test　尿失禁患者の，検査時間中のパッドの重量増加（検査前後で重量測定）で個々の尿失禁を定量化する検査法．

バルーンカテーテル（ばるーんかてーてる）
balloon catheter　先端に留置用に膨らむバルーンが設けてあるカテーテル．

バルーン排出訓練（ばるーんはいしゅつくんれん）
balloon expulsion training　機能性便排出障害の治療のために，直腸に留置したバルーンを排出させる訓練．

バルーン排出検査（ばるーんはいしゅつけんさ）
balloon expulsion test　便排出障害の有無を診断するために，直腸に留置したバルーンを排出させる検査．

バルサルバ排尿（ばるさるばはいにょう）
＝バルサルバ法（ばるさるばほう）　Valsalva voiding　横隔膜や腹筋の収縮によって腹圧を上昇させることにより膀胱に溜まった尿を排出する方法．

バルサルバ法（ばるさるばほう）
Valsalva maneuver　→バルサルバ排尿（ばるさるばはいにょう）

ハルトマン手術（はるとまんしゅじゅつ）
Hartmann's/Hartmann operation ＝ rectal excision without anastomosis　癌占拠部または病変部直腸を切除して単孔式人工肛門を造る手術．《肛門側直腸は空置される》【cf.】直腸空置術

ハルトマンリバーサル（はるとまんりばーさる）
Hartmann's reversal　ハルトマン手術後にストーマ部腸管と直腸を吻合してストーマを閉鎖する手術．

晩期合併症（ばんきがっぺいしょう）
《ストーマの》 late complications　手術後30日を越えて（または社会復帰後に）出現した合併症．

瘢痕（はんこん）
scar　肉芽組織が時とともに強固な結合組織となったもの．

瘢痕性狭窄（はんこんせいきょうさく）
cicatricial stricture　管腔臓器壁が瘢痕化し内腔狭小になった状態．

反射性大腸（はんしゃせいだいちょう）
reflex（reflexic）bowel　脊髄円錐より上位の脊髄障害によって機能が障害された腸管．外肛門括約筋の痙性収縮，結腸壁の伸展性低下，骨盤底筋のトーヌス亢進が特徴．

反射性排尿〔誘発〕（はんしゃせいはいにょう〔ゆうはつ〕）
bladder reflex triggering（reflex voiding, triggered reflex voiding）　患者または療法士（または介護者）によって行われる，膀胱以外の部分を刺激することによって排尿反射を誘発する種々の方法．

反射性便失禁（はんしゃせいべんしっきん）
reflex fecal incontinence　脊髄反射に

よる不随意性直腸収縮や不随意性外肛門括約筋弛緩によって生じる便失禁.

パンツ型おむつ（ぱんつがたおむつ）

underpants type diaper　下着と同じパンツ型の紙製の使い捨て素材でできたおむつ.

半透過性ドレッシング（はんとうかせいどれっしんぐ）

semipermeable dressing　水蒸気や酸素を一定の割合で透過し，水や細菌は透過させないフィルムを用いるドレッシング.

ハンナ型間質性膀胱炎（はんながたかんしつせいぼうこうえん）

Hunner-type interstitial cystitis〈HIC〉 = interstitial cystitis（Hunner-type）　間質性膀胱炎・膀胱痛症候群のうち，膀胱鏡検査にてハンナ病変を認める場合を指す. →間質性膀胱炎・膀胱痛症候群（かんしつせいぼうこうえん・ぼうこうつうしょうこうぐん），ハンナ病変（はんなびょうへん）

ハンナ病変（はんなびょうへん）

Hunner lesion　膀胱鏡検査でハンナ型間質性膀胱炎に特有に認められる，正常の毛細血管構造を欠く特有の発赤粘膜. 病理学的には，粘膜下組織への血管の増生とBリンパ球と形質細胞の集簇を特徴とし，しばしば尿路上皮の剥離を伴う.

ひ

PPH（ぴーぴーえっち）

procedure for prolapse and hemorrhoids〈PPH〉　直腸粘膜脱や内痔核に対して専用の自動吻合器を用いて直腸粘膜を環状に切除する手術.

皮下埋没式ループ式結腸ストーマ造設術（ひかまいぼつしきるーぷしきけっちょうすとーまぞうせつじゅつ）

hidden loop colostomy　腸をループ状に皮下に埋没しておき，必要があれば切開して便流を変えるようにしたもの.

非禁制（失禁）〔型〕尿路変向術（ひきんせい（しっきん）（がた）にょうろへんこうじゅつ）

incontinent urinary diversion　尿禁制が保たれない尿路変向術式.【cf.】禁制〔型〕尿路変向術

肥厚性瘢痕（ひこうせいはんこん）

＝過形成性瘢痕（かけいせいせいはんこん）hypertrophic scar　瘢痕組織が過形成となり隆起したもの.《真皮の受傷範囲を越えては浸潤しない》【cf.】ケロイド

尾骨筋（びこつきん）

coccygeal muscle　仙骨下部と尾骨外側縁との間に存在し，仙骨尖と尾骨をむすぶ横紋筋.

尾骨痛（びこつつう）

coccygodynia　尾骨部の痛みで，尾骨の骨折，脱臼，炎症などが原因となるが，原因不明の場合も多い.

ビショップ・クープ法（びしょっぷ・くーぷほう）

Bishop-Koop procedure　腸管を離断し，遠位腸管切離端をストーマとし，近位腸管切離端をストーマの数cm以内の遠位腸管に端側吻合する術式.

非神経因性過活動膀胱（ひしんけいいんせいかかつどうぼうこう）
non-neurogenic overactive bladder　明らかな神経疾患の合併のない過活動膀胱を指す．その発生機序として，膀胱血流障害，自律神経系の活動亢進，膀胱の加齢・炎症などが想定されている．

非接皮側（ひせっぴそく）
《面板やストーマ袋の》 non skin side　皮膚に接する側の反対側．

非粘着式装具／袋（ひねんちゃくしきそうぐ／ふくろ）
non-adhesive appliance/bag　非粘着式面板使用の装具／袋．

皮膚・排泄ケア認定看護師（ひふ・はいせつけあにんていかんごし）
certified nurse in wound, ostomy and continence nursing　創傷・オストミー・失禁の看護分野において，熟練した知識と技術を有すると日本看護協会から認定を受けた看護師．

皮膚割線（ひふかっせん）
→ランゲル割線（らんげるかっせん）

皮膚くり抜きストーマ（ひふくりぬきすとーま）
trephine stoma　腹壁ストーマ孔のみの切開で腸管を引き出し造設したストーマ，または術式．

皮膚粘着部（ひふねんちゃくぶ）
《ストーマ装具の》 part of skin contact = sticky side　粘着式面板の接皮側．【cf.】袋接合部

皮膚被膜剤（ひふひまくざい）
skin protectant　皮膚を薄膜状に被覆する溶液．使用形態としてスプレー式，ワイプ式，スティック式がある．

皮膚保護クリーム（ひふほごくりーむ）
skin protecting cream　皮膚の生理的状態を維持するクリーム．

皮膚保護剤（ひふほござい）
skin protecting agent/barrier　排泄・分泌物の皮膚接触を防止し皮膚を生理的状態に保つ作用がある吸水性粘着剤．《JISでは「排泄物および分泌物を吸収してストーマ周辺皮膚を保護するストーマ用品」と定義されている》

皮膚保護剤成分分類（ひふほございせいぶんぶんるい）
classification of skin barrier components　皮膚保護剤を構成する成分別に分類したもの．

びらん（びらん）
erosion　表皮または粘膜が病的に欠損して生じる紅色の湿潤面．《潰瘍や表皮剥離とは区別する》

ヒルシュスプルング病（ひるしゅすぷるんぐびょう）
＝腸壁無神経節症（ちょうへきむしんけいせつしょう），先天性巨大結腸症（せんてんせいきょだいけっちょうしょう）　Hirschsprung's disease = intestinal aganglionosis, congenital megacolon　直腸から続く腸管の壁内神経節細胞の先天性欠損のため，その部の蠕動が病的となり，その口側腸管が内容停滞のため拡張する疾患．

ヒルシュスプルング病類縁疾患 (ひるしゅすぷるんぐびょうるいえんしっかん)
allied disorders of Hirschsprung's disease　腸管の神経節細胞が存在するにもかかわらず腸管の蠕動不全をきたす疾患の総称.

頻〔回〕便 (ひん〔かい〕べん)
frequent defecation = frequent bowel movements　排便回数が多い状態．一般的には，1日に4回以上を意味する．

頻度・尿量記録 (ひんど・にょうりょうきろく)
＝排尿記録 (はいにょうきろく)　frequency volume chart〈FVC〉　少なくとも24時間にわたって毎回の排尿時刻，排尿量を記載した記録．　→排尿日誌 (はいにょうにっし)

頻尿 (ひんにょう)
increased urinary frequency　個人 (または介護者) が正常と考えるよりも排尿回数が多すぎるという愁訴．排尿の時間と回数は規定されていない．

ふ

ファイバー (ふぁいばー)
《皮膚保護剤成分の》fiber　皮膚保護剤では，形状を保つなどの働きをする繊維状の成分．親水性のコットンファイバーや疎水性のマイクロファイバー，ポリエチレンファイバーなどが使用されている．

ファントム（幻像）現象 (ふぁんとむ（げんぞう）げんしょう)
phantom phenomenon　身体の一部が切断された後もあたかも現実にその部分が存在するかのように感じる現象．

フードブロッケージ (ふーどぶろっけーじ)
《ストーマ部の》food blockage　消化管内で消化物が固形化し引き起こされる閉塞症状．【cf.】ストーマ塞栓

腹圧下漏出時圧 (ふくあつかろうしゅつじあつ)
abdominal leak point pressure〈ALPP〉　膀胱内圧測定の際に，排尿筋の収縮なしに腹圧上昇により尿漏れが生じた時の膀胱内圧．【cf.】排尿筋漏出時圧

腹圧性尿失禁 (ふくあつせいにょうしっきん)
stress urinary incontinence　労作時または運動時，もしくはくしゃみまたは咳の際に，不随意に尿が漏れるという愁訴．

腹圧性排便 (ふくあつせいはいべん)
straining to defecate　随意的に腹圧を上昇させて直腸内の便を排出すること．

腹圧排尿 (ふくあつはいにょう)
straining to void　排尿の開始，尿線の維持または改善のために，腹圧を加える必要があるという愁訴．

腹会陰式鎖肛修復術 (ふくえいんしきさこうしゅうふくじゅつ)
abdominoperineal imperforate anus repair　開腹して直腸を授動，直腸瘻を切離後，会陰部操作とともに，直腸を通す通路を造る高位鎖肛に対する手術．

腹会陰式直腸切断術 (ふくえいんしきちょくちょうせつだんじゅつ)
＝マイルズ手術 (まいるずしゅじゅつ)　ab-

ふくくう

dominoperineal resection（excision）〈APR〉 腹部と会陰部の双方から直腸を切断し，永久的人工肛門を造設する手術．

腹腔内経路（ふくくうないけいろ）
＝腹膜内法（ふくまくないほう）
〔intra-〕peritoneal route　腹腔より直接ストーマ孔を通し体外にストーマを誘導する手技または経路．

腹仙骨会陰式鎖肛修復術（ふくせんこつえいんしきさこうしゅうふくじゅつ）
abdominosacroperineal imperforate anus repair　開腹して直腸を授動後，仙骨尾骨境界を切離，後方から直腸瘻を処理，恥骨直腸筋係蹄を確認し，会陰から直腸を通す適切な通路を造る高位鎖肛に対する手術．

腹仙骨式直腸切除術（ふくせんこつしきちょくちょうせつじょじゅつ）
abdominosacral resection　腹部と仙骨部とから直腸を切除する手術．《括約筋温存術式》

腹仙骨式直腸切断術（ふくせんこつしきちょくちょうせつだんじゅつ）
abdominosacral excision of the rectum　腹部と仙骨部とから直腸を切断する手術．

腹側直腸固定術（ふくそくちょくちょうこていじゅつ）
ventral rectopexy　直腸固定術の一つ．直腸腟中隔（前立腺背側）を骨盤底まで剥離した後，メッシュの両端を直腸下端腹側と岬角に縫着することによって直腸を固定する術式．

腹壁ストーマ孔（ふくへきすとーまこう）
＝ストーマ貫通孔（すとーまかんつうこう）
stoma path through the abdominal wall　ストーマが通る腹壁の部分で，皮膚（縁）部（dermal portion）と筋層部（muscular p.）とからなる．【cf.】面板ストーマ孔

腹壁破裂（ふくへきはれつ）
gastroschisis　臍帯付着部右側が穿孔し，腸管が羊水内に脱出した異常．《穿孔部周囲には皮膚上皮がある》

腹膜外経路（ふくまくがいけいろ）
＝腹膜外法（ふくまくがいほう）　extraperitoneal route　後腹膜を経由し腹膜と腹壁の間にストーマ脚を配置する手技または経路．

腹膜外法（ふくまくがいほう）
《ストーマ造設の》　extraperitoneal method　→腹膜外経路（ふくまくがいけいろ）

腹膜内法（ふくまくないほう）
《ストーマ造設の》〔intra-〕peritoneal method　→腹腔内経路（ふくくうないけいろ）

腹膜瘤（ふくまくりゅう）
peritoneocele　下垂した腹膜が直腸前壁を圧迫することによって，便排出障害や会陰部不快感，腟腫瘤などを生じる病態で，主に小腸やＳ状結腸を腹膜内に含む．

腹鳴（ふくめい）
borborygmus　腸の収縮により腸内ガスが移動する音．

袋接合部（ふくろせつごうぶ）
《ストーマ装具の》 bag junction portion　袋部と面板が接合している部分.
【cf.】皮膚粘着部

浮動型袋（ふどうがたふくろ）
《単品系の》 floating bag　面板ストーマ孔縁でのみ接合している袋.

浮動型フランジ（ふどうがたふらんじ）
floating flange　面板から浮き上がっているフランジ.

不透明ストーマ袋（ふとうめいすとーまぶくろ）
opaque pouch/bag　不透明なストーマ袋. 袋フィルムが透明でないもの, またはカバー付きのストーマ袋.

フラッターバルブ機構（メカニズム）（ふらったーばるぶきこう（めかにずむ））
flutter valve mechanism　腹腔内圧上昇時に, 下部直腸が押し潰されて肛門管上部を塞ぐとする便禁制の理論.

フラップバルブ機構（メカニズム）（ふらっぷばるぶきこう（めかにずむ））
flap valve mechanism　肛門直腸角が鋭角だと, 腹腔内圧上昇時に直腸前壁が肛門管を塞ぐとする便禁制の理論.

フランジ（ふらんじ）
《二品系装具の》 flange　二品系装具の面板とストーマ袋を嵌合する部分.《面板とストーマ袋の両方にある》

ブリストル便性状スケール（ぶりすとるべんせいじょうすけーる）
Bristol stool form scale　ブリストル王立病院で開発され, 客観的評価のために便の硬さを1型（硬便）から7型（水様便）の7タイプに分類した尺度.

プルーンベリー症候群（ぶるーんべりーしょうこうぐん）
prune-belly syndrome　腹壁筋層が広範囲に萎縮ないしは欠損し, 腹壁が薄く, 腸輪郭が見える男児の先天異常.《胎生期より後部尿道の通過障害のため巨大膀胱, 水腎・水尿管症を生じ, 腹腔内圧上昇のため腹壁筋層の循環障害を生じることが病因と推定される. 停留精巣を伴う》

糞石（ふんせき）
fecalith　石のようにきわめて硬くなった糞便. CT検査で高輝度に描出されることが多い.

糞便検査（ふんべんけんさ）
＝検便（けんべん）　fecal examination, feces examination, stool test　便の検査の総称で, 消化管内の病変の有無を調べるために行う.

糞便腫瘤（ふんべんしゅりゅう）
fecaloma　大量の糞便が大腸内で腫瘤を形成した状態. その直径は, 腸管径の2倍以上であることが多い.

〔直腸〕糞便塞栓（（ちょくちょう）ふんべんそくせん）
〔rectal〕fecal impaction　直腸内に糞便が充満した状態.【cf.】宿便

分離式人工肛門造設術（ぶんりしきじんこうこうもんぞうせつじゅつ）
divided colostomy/ileostomy ＝ Devine's colostomy/ileostomy　連続性を断った腸管断端を互いに離れた場所に置いて人工肛門と粘液瘻にする手術.

へ

平均尿流量（へいきんにょうりゅうりょう）
average flow rate　尿流測定検査において排尿量を尿流時間で除した値（mL/sec）．

閉鎖型袋（へいさがたふくろ）
《ストーマ装具の》 closed ended bag 便排出口のないストーマ袋．

閉鎖環境（へいさかんきょう）
《皮膚の》 occlusive environment （= closed environment）　皮膚保護剤やドレッシング材を貼付したときの皮膚の状態．閉鎖した環境を保つことで創傷治癒を促す．

閉鎖具一体型ストーマ袋
（へいさぐいったいがたすとーまぶくろ）
integrated bag closure　消化管用ストーマ袋の排出口閉鎖具があらかじめ付帯しているもの．

閉鎖式ドレナージ（へいさしきどれなーじ）
closed drainage　外気に触れることなく閉鎖環境のままで排液すること．《排泄処理，創傷療法：低圧持続吸引法や還流法など》

閉鎖式尿ドレナージ法
（へいさしきにょうどれなーじほう）
closed urinary drainage system　尿路に留置したカテーテルから蓄尿袋までの回路を閉鎖式とし，感染を予防するシステム．

閉鎖性二分脊椎（へいさせいにぶんせきつい）
closed spinal dysraphism　二分脊椎（脊髄閉鎖不全症）において，神経組織が皮膚組織に覆われ外表に露出していない病態．髄膜瘤，脊髄嚢胞瘤，脂肪脊髄髄膜瘤，先天性皮膚洞，脊髄脂肪腫などが該当．　→開放性二分脊椎
（かいほうせいにぶんせきつい）

閉塞性大腸炎（へいそくせいだいちょうえん）
obstructive colitis　大腸癌やその他の疾患により通過障害をきたした大腸の口側腸管に発症する非特異的炎症．

平坦型ストーマ（へいたんがたすとーま）
flush stoma, flat stoma, skin level stoma　ストーマ口が皮膚面と同じ位置にあるストーマ．

平面型面板（へいめんがためんいた）
flat faceplate/baseplate/skin barrier 平坦な面板．

平面装具（へいめんそうぐ）
flat skin barrier appliance　面板が平面型のストーマ装具．【cf.】凸面装具，凹面装具

β3〔アドレナリン受容体〕作動薬
（べーたすりー〔あどれなりんじゅようたい〕さどうやく）
β3-〔adorenoceptor〕agonists　過活動膀胱治療薬．膀胱平滑筋の交感神経β3受容体を刺激して排尿筋を弛緩させ，膀胱蓄尿機能を促進する．

ベーチェット病（べーちぇっとびょう）
《腸管型》 Behçet's disease《intestinal type》　口腔粘膜のアフタ性潰瘍，外陰部潰瘍，皮膚症状，眼症状の4つの症状を主症状とする慢性再発性の全身性炎症性疾患．消化器病変として回盲部に好発する全層性炎症を生じることがあり，穿掘性潰瘍を形成し，瘻孔，

穿孔に至りやすい．

ペーニア手術 (ぺーにぁしゅじゅつ)
Peña's procedure　鎖肛などの直腸肛門奇形に対する手術．尾骨下端から肛門部を正中切開，電気刺激下に括約筋，肛門挙筋を正中で切離，直腸を細くトリミングして肛門部皮膚に縫着し，切離した筋群を縫合する手術．

ペクチン (ぺくちん)
pectin　植物の細胞壁や中葉に含まれる複合多糖類でポリガラクツロン酸が主成分である親水性ポリマー．

ベタバリ袋 (べたばりぶくろ)
stationary bag　→固定型袋 (こていがたふくろ)

ペッサリー (ぺっさりー)
pessary　骨盤臓器脱に対し，腟内に挿入する装具．

ベルトタブ (べるとたぶ)
《ストーマ装具の》 ostomy belt tabs　ストーマ装具用ベルトを接続するためのつまみ．

ベルトライン (べるとらいん)
belt line　洋服のベルトが留まる腰の位置．

ヘルニア (へるにあ)
hernia, herniation　臓器または組織の全体あるいは一部が，体壁や体腔内の裂隙，凹窩部や，組織の欠損部を介して，その正常の位置から逸脱，突出した状態．

ヘルニア用ベルト（補正下着）(へるにあようべると（ほせいしたぎ）)
parastomal hernia support belt/ undergarment　→ストーマ周囲用ベルト（補正下着）(すとーましゅういようべると（ほせいしたぎ）)

ヘルマン線 (へるまんせん)
Hermann line　肛門柱の上縁を結んだ線．

便意 (べんい)
desire to defecate, urge to defecate　排便したいという感覚．

便意切迫感 (べんいせっぱくかん)
fecal urgency　便意を感じて我慢しきれず，便失禁を生じそうな感覚．

便意発現容量 (べんいはつげんようりょう)
urge volume　直腸バルーン感覚検査で，直腸内に留置したバルーン拡張において，トイレに行きたいと感じる程の便意を生じる最少の容量．　→直腸感覚発現容量（初期感覚閾値）(ちょくちょうかんかくはつげんようりょう（しょきかんかくいきち）)，最大耐容量 (さいだいたいようりょう)

便禁制（制御）(べんきんせい（せいぎょ）)
fecal continence　排便を制御する行為やその能力．【cf.】肛門禁制

便禁制回腸人工肛門造設術 (べんきんせいかいちょうじんこうこうもんぞうせつじゅつ)
continent ileostomy　排泄口から便が漏れないように工夫した回腸ストーマ造設術．コックパウチが代表的．

便失禁 (べんしっきん)
fecal incontinence　不随意的な便の漏れ．【cf.】肛門失禁

便失禁 QOL スケール（べんしっきんきゅーおーえるすけーる）
fecal incontinence quality of life scale　便失禁に特異的な生活の質を評価するための尺度．Rockwood らによる尺度が代表的．

便失禁重症度スコア（べんしっきんじゅうしょうどすこあ）
fecal incontinence severity index　便失禁症状の重症度を評価するための尺度．【cf.】クリーブランドクリニック便失禁スコア

便軟化剤（べんなんかざい）
stool softener　便を軟らかくするための下剤で，酸化マグネシウムが代表的．

便排出障害（べんはいしゅつしょうがい）
defecation disorder = evacuation disorder, outlet obstruction, obstructed defecation syndrome〈ODS〉　直腸にある便を肛門から円滑に排出できない病態．

便排除（べんはいじょ）
《ストーマ装具の》fecal removal　→排出処理（はいしゅつしょり）

便秘（べんぴ）
constipation　本来体外に排出すべき糞便を十分量かつ快適に排出できない状態．

便流変更〔性〕大腸炎（べんりゅうへんこう〔せい〕だいちょうえん）
diversion colitis　便流がなくなった大腸で発生する大腸炎．その発生原因として，腸内細菌が産生する短鎖脂肪酸の減少が挙げられる．【cf.】直腸空置症候群

ほ

ポイツ・ジェガース症候群（ぽいつ・じぇがーすしょうこうぐん）
Peutz-Jeghers syndrome　口唇，口腔，頬粘膜などに色素沈着を伴う腸管過誤腫性ポリポーシスで，常染色体顕性遺伝（優性遺伝）疾患．

膀胱圧迫（ぼうこうあっぱく）
＝搾り出し排尿（しぼりだしはいにょう）
bladder expression　膀胱内の尿の排出を促進するために膀胱内圧を上昇させる目的で行う種々の圧迫法．→クレーデ排尿（くれーではいにょう），クレーデ法（くれーでほう），バルサルバ排尿（ばるさるばはいにょう），バルサルバ法（ばるさるばほう）

膀胱外反〔症〕（ぼうこうがいはん〔しょう〕）
bladder exstrophy　下腹壁および膀胱前壁の形成障害により，膀胱が粘膜面を体外に向けて外反した先天異常．《尿道無形成／低形成，鎖肛を伴うことがある》

膀胱拡大術（ぼうこうかくだいじゅつ）
augmentation cystoplasty = bladder augmentation　膀胱蓄尿機能障害に対して行う手術で，消化管を利用する方法と膀胱筋層を切除する自家膀胱拡大術がある．

膀胱訓練（ぼうこうくんれん）
bladder training　過活動膀胱に対して，膀胱内の蓄尿量を増加させるため

排尿を我慢する行動療法.《ただし,留置カテーテルを閉鎖して尿意を確認するテストは含まない》→行動療法(こうどうりょうほう), 計画療法(けいかくりょうほう)

膀胱結石(ぼうこうけっせき)
bladder stones　膀胱内に生じた結石.

膀胱コンプライアンス(ぼうこうこんぷらいあんす)
bladder compliance　単位圧変化あたりの膀胱容量変化.(膀胱容量／[膀胱容量到達時の排尿筋圧－注入開始時の排尿筋圧, mL/cmH$_2$O]).膀胱の広がりやすさ,膀胱壁の柔らかさを表す.

縫合糸膿瘍(ほうごうしのうよう)
stitch abscess　縫合に使用した糸を中心に起こった膿瘍.

膀胱収縮能指数(ぼうこうしゅうしゅくのうしすう)
bladder contractility index〈BCI〉　排尿時の排尿筋の収縮能を示す内圧尿流検査上の指数.

膀胱水圧拡張術(ぼうこうすいあつかくちょうじゅつ)
bladder hydrodistention　膀胱内に生理食塩水を注入して膀胱を拡張する治療法で,間質性膀胱炎に対して行われる.

膀胱洗浄(ぼうこうせんじょう)
bladder irrigation/wash out　膀胱内に生理食塩水や薬液を注入して洗浄すること.

膀胱全摘除術(ぼうこうぜんてきじょじゅつ)
radical cystectomy　→根治的膀胱摘除術(こんちてきぼうこうてきじょじゅつ)

膀胱造影(ぼうこうぞうえい)
cystography　膀胱内に造影剤を注入して膀胱の形態を評価するX線造影検査.

膀胱単純摘除術(ぼうこうたんじゅんてきじょじゅつ)
simple cystectomy　膀胱のみを摘除する手術.《前立腺,精囊,尿道は残す》

膀胱知覚欠如(ぼうこうちかくけつじょ)
absent bladder sensation　膀胱内圧測定検査上,膀胱知覚(尿意)が消失していること.

膀胱知覚低下(ぼうこうちかくていか)
reduced bladder sensation　膀胱内圧測定検査上,膀胱知覚(尿意)が低下していること.

膀胱腸裂(ぼうこうちょうれつ)
vesicointestinal fissure　→総排泄腔外反症(そうはいせつこうがいはんしょう)

膀胱腸裂外反(ぼうこうちょうれつがいはん)
→総排泄腔外反症(そうはいせつこうがいはんしょう)

膀胱痛症候群(ぼうこうつうしょうこうぐん)
bladder pain syndrome〈BPS〉= painful bladder syndrome　間質性膀胱炎・膀胱痛症候群〈IC/BPS〉のうち,ハンナ病変を認めないものを指す.【cf.】**間質性膀胱炎・膀胱痛症候群, ハンナ型間質性膀胱炎, 慢性骨盤痛症候群**

ぼうこう

膀胱出口部閉塞 （ぼうこうでぐちぶへいそく）
bladder outlet obstruction〈BOO〉 排尿時に膀胱頸部から外尿道口までの尿流出路に生じる器質的あるいは機能的閉塞．関連する症状・徴候と併せて，尿流動態検査（内圧尿流検査，画像検査）所見に基づいて診断する．→ 膀胱出口部閉塞指数（ぼうこうでぐちぶへいそくしすう），下部尿路閉塞（かぶにょうろへいそく）

膀胱出口部閉塞指数 （ぼうこうでぐちぶへいそくしすう）
bladder outlet obstruction index〈BOO-I〉 膀胱出口部閉塞（BOO）の診断に用いられる内圧尿流検査上の指数．【cf.】内圧尿流検査，膀胱出口部閉塞

膀胱内圧測定 （ぼうこうないあつそくてい）
cystometry　カテーテルにより膀胱内に生理食塩水（または造影剤）を一定速度で注入しながら，膀胱充満時における膀胱の圧と容量の関係を測定する方法．

膀胱尿管逆流 （ぼうこうにょうかんぎゃくりゅう）
vesicoureteral reflux〈VUR〉 膀胱内の尿が尿管内に逆流する病態．

膀胱変形 （ぼうこうへんけい）
bladder deformity　種々の下部尿路機能障害に起因する膀胱内の高圧環境によって膀胱に慢性的な負荷がかかり，膀胱が変形すること．

膀胱瘤 （ぼうこうりゅう）
vesicocele/cystocele　膀胱が腟前面に下降し，瘤状に下垂，膨隆する疾患．

膀胱瘻造設術 （ぼうこうろうぞうせつじゅつ）
cystostomy = vesicostomy　膀胱に外瘻を造る手術．恥骨上カテーテル留置法と無カテーテル法がある．

放射線〔性〕直腸炎 （ほうしゃせん〔せい〕ちょくちょうえん）
radiation proctitis, irradiation proctitis　放射線照射によって生じた直腸炎．《しばしば結腸ストーマの適応となる》

放射線〔性〕膀胱炎 （ほうしゃせん〔せい〕ぼうこうえん）
radiation cystitis　放射線照射によって生じた慢性膀胱炎．

放射線不透過物質 （ほうしゃせんふとうかぶっしつ）
radiopaque material　放射線を透過しない物質の総称で，バリウムが代表的．

防臭性 （ぼうしゅうせい）
《ストーマ袋の》 odor sealing /sealability　臭気の発生や拡散を抑制する機能．

膨潤 （ぼうじゅん）
swelling　皮膚保護剤の親水性ポリマーが排泄・分泌物を吸収し，溶けて形崩れせずに膨らんだ状態．【cf.】溶解

膨疹 （ぼうしん）
wheal　真皮上層が限局性，一過性に浮腫となった状態の皮膚病変．

傍ストーマ〔内臓〕脱出 （ぼうすとーま〔ないぞう〕だっしゅつ）
parastomal prolapse　ストーマ周囲の腹壁欠損部から腸などが腹腔外に出ている状態．

傍ストーマヘルニア（ぼうすとーまへるにあ）
＝ストーマ傍ヘルニア（すとーまぼうへるにあ） parastomal hernia ストーマ孔（傍腔）に起こったヘルニア．

乏尿（ぼうにょう）
oliguria　1日尿量が400mL未満であること．

放屁（ほうひ）
flatus　肛門から放出される気体または放出する行為や現象．

ホスホジエステラーゼ（PDE）5阻害薬（ほすほじえすてらーぜ（ぴーでぃーいー）ふぁいぶそがいやく）
phosphodiesterase（PDE）5 inhibitor　勃起機能障害（ED）および前立腺肥大症の治療薬．陰茎海綿体，前立腺・膀胱頸部および血管などの平滑筋を弛緩させて作用する．

勃起（ぼっき）
erection　陰茎海綿体に動脈血が流入し静脈流出が阻止され，陰茎が硬く大きくなること．

勃起機能障害（ぼっききのうしょうがい）
erectile dysfunction〈ED〉　陰茎支配神経・血管の損傷や心因性障害などが原因となり，性交時に充分な勃起が得られないために満足な性交が行えない状態．＝インポテンス（現在は使われていない）　→器質的（性）勃起機能障害（きしつてき（せい）ぼっききのうしょうがい），機能的勃起機能障害（きのうてきぼっききのうしょうがい）

勃起神経（ぼっきしんけい）
cavernous nerve　勃起を司る陰茎海綿体神経の俗称で副交感神経遠心路．

勃起補助具（ぼっきほじょぐ）
erection aid　勃起させたい時に陰茎を外から補助するもの．《外部から支えるもの，陰茎根部を絞扼するもの，陰圧式のものがある》

没ストーマ（ぼつすとーま）
sinking stoma　→ストーマ埋没（すとーまいぼつ）

ボツリヌス毒素（ぼつりぬすどくそ）
botulinum toxin　ボツリヌス菌が産生する毒素で，その筋弛緩作用を利用して医薬品としても使用される．

ボディイメージ（ぼでぃいめーじ）
body image　自分の身体の全部あるいは一部についてもつ心像（自分がどう見えるかという概念）．

洞状潰瘍（ほらじょうかいよう）
→穿掘性潰瘍（せんくつせいかいよう）

ポリアクリル酸ナトリウム（ぽりあくりるさんなとりうむ）
sodium polyacrylate〈SPA〉　ポリアクリル酸のナトリウム塩である親水性ポリマー．

ポリイソブチレン（ぽりいそぶちれん）
polyisobutylene〈PIB〉　合成ゴムの一種である炭化水素骨格をもつ疎水性ポリマー．

ポリープ（ぽりーぷ）
polyp　粘膜面に突出する限局した腫瘤．

ホワイトヘッド手術（ほわいとへっどしゅじゅつ）
Whitehead operation　内痔核の全周性

切除術で，肛門狭窄や粘膜脱などの合併症のために現在は行われない．

翻転法（ほんてんほう）
《ストーマ造設の》 eversion method 粘膜面を外翻して粘膜を真皮に縫合するストーマ造設法．《粘膜翻転法と全層翻転法とがある》

ま

マーキングディスク（まーきんぐでぃすく）
marking disc 術前のストーマ位置決めに用いる円盤．

マーチン手術（まーちんしゅじゅつ）
Martin's procedure 全結腸無神経節症に対し吸収を重視した術式で，正常回腸を直腸後方を通して肛門に吻合し，直腸と左側大腸をこの回腸と側々吻合する手術．《デュアメル手術の変法》

マイルズ手術（まいるずしゅじゅつ）
Miles operation = abdominoperineal resection（excision）〈APR〉 →腹会陰式直腸切断術（ふくえいんしきちょくちょうせつだんじゅつ）

慢性骨盤痛症候群
（まんせいこつばんつうしょうこうぐん）
chronic pelvic pain syndrome 慢性の骨盤部の疼痛や不快感を呈するが，骨盤内臓器の感染や器質的疾患など原因が明らかではない病態．【cf.】**間質性膀胱炎・膀胱痛症候群，機能性直腸肛門痛**

慢性特発性偽性腸閉塞症
（まんせいとくはつせいぎせいちょうへいそくしょう）
chronic idiopathic intestinal pseudo-obstruction〈CIIP〉 機械的閉塞機転がなく，腸管運動障害のために腸閉塞症状を呈する原因不明の慢性疾患．

慢性皮膚炎（まんせいひふえん）
chronic dermatitis 皮膚炎を繰り返し，色素沈着・色素脱失・苔癬化した状態．

み

ミトロファノフ手術
（みとろふぁのふしゅじゅつ）
Mitrofanoff's procedure 有茎の虫垂または同様に形成した細径腸管片を用いて，その一端を膀胱の粘膜下を通して膀胱に開口させ，他端をストーマとする腹壁導尿路造設術．

ミリガン‐モルガン手術
（みりがん‐もるがんしゅじゅつ）
Milligan-Morgan operation 内痔核に対する開放式結紮切除術で，内痔核に対する標準術式の一つ．

む

無菌間欠導尿〔法〕
（むきんかんけつどうにょう〔ほう〕）
aseptic IC　専用の清潔野で，外陰部を無菌操作で消毒し，無菌的な（単回使用の）カテーテルと器具・手袋を用いて行う導尿法．

無尿（むにょう）
anuria　1日尿量が100mL未満であること．

め

メコニウムイレウス（めこにうむいれうす）
→胎便イレウス（たいべんいれうす）

滅菌間欠導尿〔法〕
（めっきんかんけつどうにょう〔ほう〕）
sterile IC　無菌導尿法に加えて，マスク・ガウンを着けて，無菌的な鑷子・手袋を用いて完全な無菌操作で行う導尿法．【cf.】無菌間欠導尿法

面板（めんいた）
faceplate/baseplate/skin barrier/wafer　ストーマ装具を皮膚に密着させる板状のもの．《粘着式と非粘着式》

面板外縁部（めんいたがいえんぶ）
《ストーマ周囲皮膚の》skin in contact with skin barrier edge　面板を装着したときに外縁部にあたる皮膚．

面板外漏出（めんいたがいろうしゅつ）
leakage of stomal effluent outside the baseplate　ストーマ装具の面板外周部を超えて排泄物が漏れ出ること．

面板固定用弾性テープ
（めんいたこていようだんせいてーぷ）
elastic skin barrier strip　面板外周を固定するために使用される弾性のテープ．ハイドロコロイドを用いている．

面板有効径（めんいたゆうこうけい）
maximum opening size　面板にあけることのできる最大の孔径．

面板ストーマ孔（めんいたすとーまこう）
stoma hole/opening（of faceplate/baseplate）　面板にあけたストーマサイズの孔．【cf.】腹壁ストーマ孔

面板貼付外周部
（めんいたちょうふがいしゅうぶ）
《ストーマ周囲皮膚の》skin exterior to skin barrier　面板が貼付されている外周部分の皮膚．

面板貼付部（めんいたちょうふぶ）
《ストーマ周囲皮膚の》skin in contact with skin barrier　面板が貼付されている部分の皮膚．

面板内漏出（めんいたないろうしゅつ）
stoma effluent leakage under baseplate　ストーマ装具の面板と皮膚のあいだに排泄物が侵入している状態．

も

盲腸瘻造設術（もうちょうろうぞうせつじゅつ）
cecostomy　盲腸に外瘻を造る手術.

毛包炎（もうほうえん）
folliculitis　毛包の炎症.

や

夜間遺尿（やかんいにょう）
nocturnal enuresis　→夜尿（やにょう）

夜間陰茎勃起現象
（やかんいんけいぼっきげんしょう）
nocturnal penile tumescence〈NPT〉
レム睡眠時に起こる勃起のこと.

夜間睡眠中排尿回数
（やかんすいみんちゅうはいにょうかいすう）
nocturia　夜間睡眠中（主要睡眠時間（帯））に記録された排尿回数で, 排尿日誌による.

夜間多尿（やかんたにょう）
nocturnal polyuria　夜間尿量（就寝後から早朝起床時までの尿量の合計）が, 1日尿量の33%以上の場合をいう.（若年者の場合には20%以上）

夜間尿量（やかんにょうりょう）
nocturnal urine volume　就寝してから起床するまでの尿量（主要睡眠時間（帯）に産生される総尿量）. したがって, 就寝前の最後の尿は含まれず, 朝に起床後の最初の尿は含まれる.【cf.】**主要睡眠時間（帯）**

夜間排尿回数（やかんはいにょうかいすう）
nighttime（urinary）frequency　就寝してから離床までの排尿回数.

夜間頻尿（やかんひんにょう）
nocturia　夜間に排尿のために1回以上起きなければならないという愁訴.

夜間便失禁（やかんべんしっきん）
nocturnal fecal incontinence　夜間, 就寝中に生じる便失禁. 直腸癌術後や回腸嚢・肛門（管）吻合術後に多い.

薬剤性排尿障害
（やくざいせいはいにょうしょうがい）
drug-induced voiding dysfunction　薬剤の副作用によって起こる尿排出機能障害.

夜尿（やにょう）
＝夜間遺尿（やかんいにょう）　nocturnal enuresis　夜間睡眠中に, 無意識に尿が漏れること.【cf.】**遺尿**

夜尿症（やにょうしょう）
nocturnal enuresis　夜尿のある状態を指し, 睡眠中無意識に尿を漏らす病態.

ゆ

指ブジー（ゆびぶじー）
finger bougie（bouginage）　指を挿入して拡張すること.【cf.】**肛門拡張術,**

ストーマ拡張術

よ

養育医療（よういくいりょう）
government aid for premature infants　未熟児に対し，入院して養育するに必要な医療．《医療給付または代金支給》[母子保健法第 20 条]

溶解（ようかい）
dissolution　皮膚保護剤が排泄・分泌物を吸収し，溶けて形崩れしている状態．【cf.】膨潤

用手成形皮膚保護剤（ようしゅせいけいひふほござい）
stretched to fit skin barrier/ring/strip, moldable skin barrier　支持体がなく，手で形を成形できる皮膚保護剤．

杙（杭）創（よく（くい）そう）
impalement　棒などの鈍的な物体による刺創．その多くは高所からの落下による．→肛門杭刺創（こうもんくいしそう）

予防的人工肛門造設術（よぼうてきじんこうこうもんぞうせつじゅつ）
covering stoma/colostomy/ileostomy　縫合不全による重篤化を予防するためのループ式人工肛門．他に目的や機能面から，diverting stoma, protective stoma, defunctioning stoma などの名称が用いられている．

ら

LARS スコア（らーすすこあ）
LARS score　低位前方切除後症候群の重症度を評価するスコア．ガス失禁，液状便失禁，排便回数，便意促迫，短時間頻回便の 5 項目から判定する．→低位前方切除後症候群（ていいぜんぽうせつじょごしょうこうぐん）

ラテックスアレルギー（らてっくすあれるぎー）
latex allergy　手袋などに含まれるラテックスの成分により引き起こされるアレルギー性反応．手術やカテーテル挿入時にアナフィラキシーショックなどが生じる危険がある．

ランゲル割線（らんげるかっせん）
＝皮膚割線（ひふかっせん）　Langer's lines (of skin tension)　皮膚の弾力線維の走行に従ってできた一定方向の裂開線．

り

離開（りかい）
《創の》detachment = separation　閉じていた創縁同士が互いに離れてしまった状態．【cf.】哆開

理学療法（りがくりょうほう）
physiotherapy/physical therapy　運動機能の維持・改善を目的に運動，温熱，電気，水，光線などの物理的手段を用いて行う治療法．排便，排尿の理学療法には，骨盤底筋訓練やバイオフィードバック療法が含まれる．

裏急後重 (りきゅうこうじゅう)
tenesmus →テネスムス

リップスタイン手術 (りっぷすたいんしゅじゅつ)
Ripstein operation　直腸脱に対して人工物（メッシュ）で直腸前面を覆って仙骨前面に固定する直腸固定術.

隆起型ストーマ (りゅうきがたすとーま)
bud（protruding）stoma　ストーマ口が皮膚面より高い位置にあるストーマ.【cf.】平坦型ストーマ

流量監視器 (りゅうりょうかんしき)
《洗腸用具の》 flow indicator　洗腸液の流れ状況をみるための器具.　→図21 (p.164)

流量調節器 (りゅうりょうちょうせつき)
《洗腸用具の》 flow controller　洗腸液の流量を調節する器具.　→図21 (p.164)

リンチ症候群 (りんちしょうこうぐん)
＝遺伝性非ポリポーシス大腸癌（いでんせいひぽりぽーしすだいちょうがん）　Lynch syndrome Ⅰ, Ⅱ ＝ hereditary nonpolyposis colorectal cancer〈HNPCC〉　典型的なポリポーシスを伴わないで家族性に大腸癌が発生する顕性遺伝（優性遺伝）疾患.《大腸癌のみが遺伝する型（リンチ症候群Ⅰ）と大腸癌のほかに子宮内膜癌、卵巣癌、胃癌、小腸癌、膵臓癌、喉頭癌、泌尿器癌などの多臓器癌を伴って遺伝する型（リンチ症候群Ⅱ）とがある》

る

ループ〔式〕ストーマ (るーぷ〔しき〕すとーま)
＝係蹄式ストーマ（けいていしきすとーま）　loop stoma　腸管／尿管の一部を離断せずに係蹄状に腹壁上に出して造られたストーマ.

ループエンド式ストーマ (るーぷえんどしきすとーま)
loop-end stoma/colostomy, ileostomy　離断した口側腸管を係蹄式に腹壁外に挙上し、頂点を開口するストーマ.

ループ式人工肛門造設術 (るーぷしきじんこうこうもんぞうせつじゅつ)
＝係蹄式人工肛門造設術（けいていしきじんこうこうもんぞうせつじゅつ）　loop colostomy/ileostomy　腸管の一部を離断せずに係蹄状（ループ状）に腹壁外に出して人工肛門を造る手術.

ルーワイ吻合術 (るーわいふんごうじゅつ)
Roux-en-Y anastomosis　空腸上部を離断し、遠位腸管切離端を肝門部や食道などと吻合し、近位腸管切離端を遠位腸管に端側吻合し、全体をY状とする手術.《腸瘻に応用することがある》

れ

レーバイン手術 (れーばいんしゅじゅつ)
Rehbein's procedure　無神経節腸管の切除は直腸膨大部までとし、腹腔内で腸吻合を行い、術後肛門より拡張処置を行う手術.《ヒルシュスプルング病に対する術式》

レッグバッグ（れっぐばっぐ）
＝脚用蓄尿袋（あしようちくにょうふくろ）
→蓄尿袋（ちくにょうぶくろ）

裂肛（れっこう）
anal fissure　肛門上皮が裂けた状態で，硬便が原因であることが多い．急性と慢性がある．

裂肛切除〔術〕（れっこうせつじょ〔じゅつ〕）
fissurectomy　慢性裂肛で生じた肛門潰瘍を切除する手術．皮膚弁移動術を併施する場合もある．

連合縦走筋（れんごうじゅうそうきん）
conjoined longitudinal muscle　直腸縦走筋の延長線上にある肛門の平滑筋で，内肛門括約筋と外肛門括約筋の間に存在し，両筋が協調運動するように結びつける働きをしている．

ろ

瘻孔（ろうこう）
fistula　相異なる部位または臓器間にできた異常交通路．皮膚に開口しない内瘻と，開口する外瘻とがある．

瘻孔（瘻管）切除〔術〕
（ろうこう（ろうかん）せつじょ〔じゅつ〕）
fistulectomy　痔瘻などに対して瘻管自体を完全に摘除する術式．

瘻孔切開〔術〕（ろうこうせっかい〔じゅつ〕）
fistulotomy　痔瘻などに対して瘻管を摘除せず切開開放する術式．

漏出性便失禁（ろうしゅつせいべんしっきん）
passive fecal incontinence　便意を感じずに，無意識のうちに便が肛門から漏れ出る便失禁の症状．【cf.】**切迫性便失禁**

漏便（ろうべん）
1→ソイリング（そいりんぐ）　soiling　2. 便がストーマ装具から漏れていること．

ロールガーゼ（ろーるがーぜ）
roll gauze　ガーゼなどを葉巻状に巻いたもの．

わ

ワンピース系装具（わんぴーすけいそうぐ）
→単品系〔ストーマ〕装具（たんぴんけい〔すとーま〕そうぐ）

英文索引

A

α-blockers/α-adorenoceptor antagonists	α〔アドレナリン受容体〕遮断薬（あるふぁー〔あどれなりんじゅようたい〕しゃだんやく）2
α1-blockers/α1-adorenoceptor antagonists	α1〔アドレナリン受容体〕遮断薬（あるふぁーわん〔あどれなりんじゅようたい〕しゃだんやく）《泌尿器科領域の》2
abdominal leak point pressure〈ALPP〉	腹圧下漏出時圧（ふくあつかろうしゅつじあつ）77
abdominoperineal imperforate anus repair	腹会陰式鎖肛修復術（ふくえいんしきさこうしゅうふくじゅつ）77
abdominoperineal resection (excision)〈APR〉	腹会陰式直腸切断術（ふくえいんしきちょくちょうせつだんじゅつ）77
abdominosacral excision of the rectum	腹仙骨式直腸切断術（ふくせんこつしきちょくちょうせつだんじゅつ）78
abdominosacral resection	腹仙骨式直腸切除術（ふくせんこつしきちょくちょうせつじょじゅつ）78
abdominosacroperineal imperforate anus repair	腹仙骨会陰式鎖肛修復術（ふくせんこつえいんしきさこうしゅうふくじゅつ）78
absent bladder sensation	膀胱知覚欠如（ぼうこうちかくけつじょ）83
acontractile detrusor	排尿筋無収縮（はいにょうきんむしゅうしゅく）71
Act for the Welfare of Persons with Physical Disablities	身体障害者福祉法（しんたいしょうがいしゃふくしほう）37
Act to Facilitate the Employment of Persons with Disabilities	障害者雇用促進法（しょうがいしゃこようそくしんほう）33
acute colonic pseudo-obstruction = Ogilvie syndrome	急性結腸偽閉塞症（きゅうせいけっちょうぎへいそくしょう）16
adhesion strength	粘着力（ねんちゃくりょく）69
adhesive appliance/bag	粘着式装具／袋（ねんちゃくしきそうぐ／ふくろ）69
adhesive flange	粘着型フランジ（ねんちゃくがたふらんじ）68
adhesive remover	粘着剥離剤（ねんちゃくはくりざい）69
adhesive tape	粘着テープ（ねんちゃくてーぷ）69
aganglionosis of the large and small intestine = extensive aganglionosis	小腸大腸無神経節症（しょうちょうだいちょうむしんけいせつしょう）34
Alcock canal	アルコック管（あるこっくかん）2

allergic contact dermatitis	アレルギー性接触皮膚炎（あれるぎーせいせっしょくひふえん）2
allied disorders of Hirschsprung's disease	ヒルシュスプルング病類縁疾患（ひるしゅすぷるんぐびょうるいえんしっかん）76
Altemeier operation	アルテマイヤー手術（あるてまいやーしゅじゅつ）2
anal canal	肛門管（こうもんかん）23
anal canal cancer（carcinoma）, carcinoma of the anal canal	肛門管癌（こうもんかんがん）23
anal cancer（carcinoma）	肛門癌（こうもんがん）23
anal coitus, anal intercourse	肛門性交（こうもんせいこう）24
anal continence	肛門禁制（制御）（こうもんきんせい（せいぎょ））24
anal cushion	肛門クッション（こうもんくっしょん）24
anal dilatation, dilation of the anus	肛門拡張術（こうもんかくちょうじゅつ）23
anal electrical stimulation	肛門管電気刺激療法（こうもんかんでんきしげきりょうほう）23
anal electromyography	肛門筋電図検査（こうもんきんでんずけんさ）24
anal endosonography, endoanal ultrasonography	肛門〔管〕超音波検査（こうもん〔かん〕ちょうおんぱけんさ）22
anal fissure	裂肛（れっこう）91
anal gland cancer（carcinoma）	肛門腺癌（こうもんせんがん）25
anal incontinence	肛門失禁（こうもんしっきん）24
anal insert device for fecal incontinence	肛門挿入型失禁装具（こうもんそうにゅうがたしっきんそうぐ）25
anal laceration	肛門裂創（こうもんれっそう）26
anal mucosal electrical [sensitivity] examination	肛門粘膜電気〔刺激〕感覚検査（こうもんねんまくでんき〔しげき〕かんかくけんさ）25
anal mucosal electrosensitivity	肛門粘膜電気感覚閾値（こうもんねんまくでんきかんかくいきち）26
anal mucosal prolapse	肛門粘膜脱（こうもんねんまくだつ）25
anal neurosis	肛門神経症（こうもんしんけいしょう）25
anal pain	肛門痛（こうもんつう）25

anal

anal prolapse, proctoptosis, prolapse ani	脱肛（だっこう）52
anal reflex, anocutaneous reflex	肛門反射（こうもんはんしゃ）26
anal sensation	肛門知覚（感覚）（こうもんちかく（かんかく））25
anal spasm	肛門痙攣（こうもんけいれん）24
anal speculum, anoscope	肛門鏡（こうもんきょう）23
anal sphincter reconstruction ＝ reconstructive anal surgery	肛門括約筋再建術（こうもんかつやくきんさいけんじゅつ）23
anal sphincter repair	肛門括約筋修復術（こうもんかつやくきんしゅうふくじゅつ）23
anal sphincter〔muscle〕	肛門括約筋（こうもんかつやくきん）23
anal sphincteroplasty	肛門括約筋形成術（こうもんかつやくきんけいせいじゅつ）23
anal stenosis（stricture）	肛門狭窄〔症〕（こうもんきょうさく〔しょう〕）24
anal transitional zone, transitional zone	肛門移行〔上皮〕帯（こうもんいこう（じょうひ）たい）22
anal verge	肛門縁（こうもんえん）23
angiogenesis	血管新生（けっかんしんせい）19
anocutaneous fistula	肛門会陰皮膚瘻（こうもんえいんひふろう）22
anoplasty	肛門形成術（こうもんけいせいじゅつ）24
anorectal angle	肛門直腸角（こうもんちょくちょうかく）25
anorectal junction	肛門直腸移行部（こうもんちょくちょういこうぶ）25
anorectal malformation ＝ anorectal anomaly ＝ anal atresia ＝ imperforate anus	直腸肛門奇形（ちょくちょうこうもんきけい）56
anorectal manometry	直腸肛門内圧測定（ちょくちょうこうもんないあつそくてい）57
anorectal pain ＝ anal pain	直腸肛門痛（ちょくちょうこうもんつう）57
anorectal physiology examination	直腸肛門機能検査（ちょくちょうこうもんきのうけんさ）56
anorectal ring	肛門直腸輪（こうもんちょくちょうりん）25
anorectal stenosis	直腸肛門狭窄（ちょくちょうこうもんきょうさく）57
anovestibular fistula	肛門腟前庭瘻（こうもんちつぜんていろう）《鎖肛の》25

anovulvar fistula	肛門後交連瘻（こうもんこうこうれんろう）《鎖肛の》 24
antegrade continence enema〈ACE〉	順行性洗腸〔療法〕（じゅんこうせいせんちょう〔りょうほう〕） 33
anterior resection〔of the rectum〕	〔直腸〕前方切除術（〔ちょくちょう〕ぜんぽうせつじょじゅつ） 56
anterior sphincteroplasty	前方括約筋形成術（ぜんぽうかつやくきんけいせいじゅつ） 49
anticholinergics	抗コリン薬（こうこりんやく） 21
antidiarrheal drug/medicine for diarrhea	止痢剤（薬）（しりざい（やく）） 35
anuria	無尿（むにょう） 87
appendicostomy	虫垂瘻造設術（ちゅうすいろうぞうせつじゅつ） 54
applying of ostomy appliance/bag = pouching	ストーマ装具／袋装着法（すとーまそうぐ／ふくろそうちゃくほう） 42
areflexic（flaccid）bowel	弛緩性大腸（しかんせいだいちょう） 30
artificial bowel（anal）sphincter〔implantation〕	人工肛門括約筋〔埋込術〕（じんこうこうもんかつやくきん〔うめこみじゅつ〕） 36
artificial ejaculation	人工射精法（じんこうしゃせいほう） 37
artificial urethral sphincter〔implantation〕	人工尿道括約筋〔埋込術〕（じんこうにょうどうかつやくきん〔うめこみじゅつ〕） 37
ascending colostomy	上行結腸瘻ストーマ〔造設術〕（じょうこうけっちょうすとーま〔ぞうせつじゅつ〕） 34
aseptic IC	無菌間欠導尿〔法〕（むきんかんけつどうにょう〔ほう〕） 87
augmentation cystoplasty = bladder augmentation	膀胱拡大術（ぼうこうかくだいじゅつ） 82
autolysis	自己融解（じこゆうかい） 30
autonomic dysreflexia	自律神経過〔緊張〕反射（じりつしんけいか〔きんちょう〕はんしゃ） 35
autonomic nerve preserving operation（surgery）	自律神経温存手術（じりつしんけいおんぞんしゅじゅつ） 35
autosensitization	自己感作（じこかんさ） 30
average flow rate	平均尿流量（へいきんにょうりゅうりょう） 80

B

β3-〔adorenoceptor〕agonists	β3〔アドレナリン受容体〕作動薬（べーたすりー〔あどれなりんじゅようたい〕さどうやく）80
backflow prevention mechanism, reverse flow prevention mechanism	逆流防止機構（ぎゃくりゅうぼうしきこう）《ストーマ袋，蓄尿袋の》16
backing film	支持体（しじたい）《ストーマ領域での》30
backwash ileitis	逆流性回腸炎（ぎゃくりゅうせいかいちょうえん）16
bacteriostasis	静菌作用（せいきんさよう）45
bag junction portion	袋接合部（ふくろせつごうぶ）《ストーマ装具の》79
balloon catheter	バルーンカテーテル（ばるーんかてーてる）74
balloon expulsion test	バルーン排出検査（ばるーんはいしゅつけんさ）74
balloon expulsion training	バルーン排出訓練（ばるーんはいしゅつくんれん）74
Basic Act for Persons with Disabilities	障害者基本法（しょうがいしゃきほんほう）33
behavioral intervention（therapy）	行動療法（こうどうりょうほう）《下部尿路症状や排便障害に対する》22
Behçet's disease《intestinal type》	ベーチェット病（べーちぇっとびょう）《腸管型》80
belt line	ベルトライン（べるとらいん）81
benign prostatic hyperplasia	前立腺肥大症（ぜんりつせんひだいしょう）49
biliary atresia ＝ congenital biliary atresia	胆道閉鎖症（たんどうへいさしょう）53
biofeedback〔therapy〕	バイオフィードバック〔療法〕（ばいおふぃーどばっく〔りょうほう〕）《骨盤底筋訓練における》70
Bishop-Koop procedure	ビショップ・クープ法（びしょっぷ・くーぷほう）75
bladder compliance	膀胱コンプライアンス（ぼうこうこんぷらいあんす）83
bladder contractility index〈BCI〉	膀胱収縮能指数（ぼうこうしゅうしゅくのうしすう）83
bladder deformity	膀胱変形（ぼうこうへんけい）84
bladder diary	排尿日誌（はいにょうにっし）72
bladder expression	搾り出し排尿（しぼりだしはいにょう）31
	膀胱圧迫（ぼうこうあっぱく）82

bladder exstrophy	膀胱外反〔症〕（ぼうこうがいはん〔しょう〕）	82
bladder hydrodistention	膀胱水圧拡張術（ぼうこうすいあつかくちょうじゅつ）	83
bladder irrigation/wash out	膀胱洗浄（ぼうこうせんじょう）	83
bladder outlet obstruction〈BOO〉	膀胱出口部閉塞（ぼうこうでぐちぶへいそく）	84
bladder outlet obstruction index〈BOOI〉	膀胱出口部閉塞指数（ぼうこうでぐちぶへいそくしすう）	84
bladder pain syndrome〈BPS〉＝ painful bladder syndrome	膀胱痛症候群（ぼうこうつうしょうこうぐん）	83
bladder reflex triggering（reflex voiding, triggered reflex voiding）	反射性排尿〔誘発〕（はんしゃせいはいにょう〔ゆうはつ〕）	74
bladder stones	膀胱結石（ぼうこうけっせき）	83
bladder training	膀胱訓練（ぼうこうくんれん）	82
body image	ボディイメージ（ぼでぃいめーじ）	85
borborygmus	腹鳴（ふくめい）	78
botulinum toxin	ボツリヌス毒素（ぼつりぬすどくそ）	85
bowel habit instruction	排便習慣指導（はいべんしゅうかんしどう）	73
bowel habit training	排便習慣訓練（はいべんしゅうかんくんれん）	73
breathable pressure sensitive adhesive tape	通気性粘着テープ（つうきせいねんちゃくてーぷ）	59
Bristol stool form scale	ブリストル便性状スケール（ぶりすとるべんせいじょうすけーる）	79
bud（protruding）stoma	隆起型ストーマ（りゅうきがたすとーま）	90
buffer action	緩衝作用（かんしょうさよう）	13
bulbocavernosus reflex〈BCR〉	球海綿体筋反射（きゅうかいめんたいきんはんしゃ）	16
bulla, blister	水疱（すいほう）	38

C

carboxymethylcellulose〈CMC〉	カルボキシメチルセルロース（かるぼきしめちるせるろーす）	13
carboxyvinylpolymer〈CV〉	カルボキシビニルポリマー（かるぼきしびにるぽりまー）	13
cathartic colon	下剤大腸（げざいだいちょう）	19

cathartic, laxative	下剤（げざい）	19
catheterizable urine pouch/ continent urinary reservoir	導尿型代用膀胱造設術（どうにょうがただいようぼうこうぞうせつじゅつ）	61
catheterization	導尿（どうにょう）	61
cavernous nerve	勃起神経（ぼっきしんけい）	85
cecostomy	盲腸瘻造設術（もうちょうろうぞうせつじゅつ）	88
certificate for persons with physical disabilities	身体障害者手帳（しんたいしょうがいしゃてちょう）	37
certified nurse in wound, ostomy and continence nursing	皮膚・排泄ケア認定看護師（ひふ・はいせつけあにんていかんごし）	76
chemotaxis	化学走性（かがくそうせい）	10
chronic dermatitis	慢性皮膚炎（まんせいひふえん）	86
chronic idiopathic intestinal pseudo-obstruction〈CIIP〉	慢性特発性偽性腸閉塞症（まんせいとくはつせいぎせいちょうへいそくしょう）	86
chronic pelvic pain syndrome	慢性骨盤痛症候群（まんせいこつばんつうしょうこうぐん）	86
cicatricial stricture	瘢痕性狭窄（はんこんせいきょうさく）	74
cine defecography	シネ排泄造影（排便造影検査）（しねはいせつぞうえい（はいべんぞうえいけんさ））	31
classification of skin barrier components	皮膚保護剤成分分類（ひふほございせいぶんぶんるい）	76
clean intermittent catheterization〈CIC〉	清潔間欠導尿〔法〕（せいけつかんけつどうにょう（ほう））	45
clean intermittent self-catheterization〈CISC or ISC〉	清潔間欠自己導尿〔法〕（せいけつかんけつじこどうにょう（ほう））	45
Cleveland Clinic five rules for stoma site marking	クリーブランドクリニックの5原則（くりーぶらんどくりにっくのごげんそく）	18
Cleveland Clinic Florida fecal incontinence score〈CCFIS〉= Wexner score	クリーブランドクリニック便失禁スコア（くりーぶらんどくりにっくべんしっきんすこあ）	18
cloacal exstrophy	総排泄腔外反症（そうはいせつこうがいはんしょう）	50
closed drainage	閉鎖式ドレナージ（へいさしきどれなーじ）	80
closed ended bag	閉鎖型袋（へいさがたふくろ）《ストーマ装具の》	80
closed spinal dysraphism	閉鎖性二分脊椎（へいさせいにぶんせきつい）	80

closed urinary drainage system	閉鎖式尿ドレナージ法（へいさしきにょうどれなーじほう）	80
closure of colostomy/ileostomy（stoma）	ストーマ閉鎖術（すとーまへいさじゅつ）	44
coccygeal muscle	尾骨筋（びこつきん）	75
coccygodynia	尾骨痛（びこつつう）	75
colic	腸疝痛（ちょうせんつう）	55
collagenous colitis	膠原線維性大腸炎（こうげんせんいせいだいちょうえん）	21
collar button abscess	カラーボタン様膿瘍（からーぼたんようのうよう）	12
coloanal anastomosis	結腸肛門吻合術（けっちょうこうもんふんごうじゅつ）	20
colon	結腸（けっちょう）	20
colon exclusion	結腸空置術（けっちょうくうちじゅつ）	20
colonic conduit	結腸導管（けっちょうどうかん）	20
colonic inertia	結腸無力症（けっちょうむりょくしょう）	20
colonic lavage	結腸洗浄（けっちょうせんじょう）	20
colonic lavage ＝ irrigation of intestine, intestinal lavage	洗腸（せんちょう）	48
colonic motility disorder	結腸運動性障害（けっちょううんどうせいしょうがい）	20
colonic stent（-ing）	大腸ステント（だいちょうすてんと）	50
colonic transit〔time〕study（test）	大腸通過時間検査（だいちょうつうかじかんけんさ）	51
colostomy bag/pouch, ileostomy bag/pouch	消化管用ストーマ袋（しょうかかんようすとーまぶくろ）	34
colostomy malfunction	コロストミー機能不全（ころすとみーきのうふぜん）	28
colostomy, colostoma	結腸ストーマ〔造設術〕（けっちょうすとーま〔ぞうせつじゅつ〕）	20
	コロストミー／コロストーマ（ころすとみー／ころすとーま）	28
colostomy/ileostomy with double orifices	双孔式人工肛門造設術（そうこうしきじんこうこうもんぞうせつじゅつ）	49
colporrhaphy	腟壁形成術（ちつへきけいせいじゅつ）	54
complete covered anus	完全被覆性肛門（かんぜんひふくせいこうもん）	13

compulsory evacuation	強制排便（きょうせいはいべん）16
concave barrier, concavity equipment	凹面型面板（おうめんがためんいた）7
concave barriner appliance, concavity equipment appliance	凹面装具（おうめんそうぐ）7
condom catheter	コンドーム型収尿器（こんどーむがたしゅうにょうき）28
conformability	追従性（ついじゅうせい）《皮膚と装具の》59
congenital colonic atresia/stenosis	先天性結腸閉鎖症／狭窄（せんてんせいけっちょうへいさしょう／きょうさく）48
congenital intestinal atresia/stenosis	先天性小腸閉鎖症／狭窄（せんてんせいしょうちょうへいさしょう／きょうさく）48
congenital megacolon ＝ Hirschsprung's disease	先天性巨大結腸症（せんてんせいきょだいけっちょうしょう）48
congenital urethral stricture/stenosis	先天性尿道狭窄（せんてんせいにょうどうきょうさく）48
congested stoma	うっ血ストーマ（うっけつすとーま）5
conjoined longitudinal muscle	連合縦走筋（れんごうじゅうそうきん）91
connector	コネクター（こねくたー）28
constipation	便秘（べんぴ）82
continence	禁制（きんせい）17
continent gastrointestinal stoma	禁制〔型〕消化管ストーマ（きんせい〔がた〕しょうかかんすとーま）17
continent ileostomy	便禁制回腸人工肛門造設術（べんきんせいかいちょうじんこうこうもんぞうせつじゅつ）81
continent stoma（ileostomy）	制御性ストーマ（せいぎょせいすとーま）45
continent urinary diversion	禁制〔型〕尿路変向術（きんせい〔がた〕にょうろへんこうじゅつ）17
continent urinary reservoir	禁制〔型〕代用膀胱造設術（きんせい〔がた〕だいようぼうこうぞうせつじゅつ）17
continent urinary stoma	禁制〔型〕尿路ストーマ（きんせい〔がた〕にょうろすとーま）17
contracted bladder	萎縮膀胱（いしゅくぼうこう）3
convex faceplate/baseplate/skin barrier	凸面型面板（とつめんがためんいた）62

deco

convex insert	凸型嵌め込み具（とつがたはめこみぐ）62
convex skin barrier appliance, convexity equipment appliance	凸面装具（とつめんそうぐ）62
core lower urinary tract symptom score〈CLSS〉	主要下部尿路症状スコア（しゅようかぶにょうろしょうじょうすこあ）33
coupling mechanism	接合［方式］（せつごう［ほうしき］）46
covered bag	カバー付きストーマ袋（かばーつきストーマぶくろ）《ストーマ装具の》12
covering stoma	カバーリングストーマ（かばーりんぐすとーま）12
covering stoma/colostomy/ileostomy	予防的人工肛門造設術（よぼうてきじんこうこうもんぞうせつじゅつ）89
Credé voiding ＝ Credé maneuver	クレーデ排尿（くれーではいにょう）18
Crohn's disease	クローン病（くろーんびょう）18
Cronkhite-Canada syndrome	クロンカイト・カナダ症候群（くろんかいと・かなだしょうこうぐん）18
crystal deposition	結晶沈着（けっしょうちんちゃく）《尿路ストーマの》20
Currarino syndrome	クラリーノ症候群（くらりーのしょうこうぐん）18
cut back	カットバック（かっとばっく）11
cut-to-fit（faceplate/baseplate/skin barrier/wafer）	自由開孔（じゆうかいこう）《面板の》32
cutaneous ureterostomy	尿管皮膚瘻［造設術］（にょうかんひふろう［ぞうせつじゅつ］）65
cystography	膀胱造影（ぼうこうぞうえい）83
cystometry	膀胱内圧測定（ぼうこうないあつそくてい）84
cystostomy ＝ vesicostomy	膀胱瘻造設術（ぼうこうろうぞうせつじゅつ）84

D

daily life equipment benefit	日常生活用具給付券（にちじょうせいかつようぐきゅうふけん）63
debridement	デブリードマン（でぶりーどまん）60
decompression（blowhole）colostomy	減圧的結腸瘻（げんあつてきけっちょうろう）21

defecation（evacuation）difficulty	排便困難（はいべんこんなん）72
defecation disorder＝evacuation disorder, outlet obstruction, obstructed defecation syndrome〈ODS〉	便排出障害（べんはいしゅつしょうがい）82
defecation disorder＝functional bowel and anorectal disorder	排便障害（はいべんしょうがい）73
defecation＝bowel movement	排便（はいべん）72
defecatory obsessional neurosis	排便強迫神経症（はいべんきょうはくしんけいしょう）72
defecography	デフィコグラフィー（でふぃこぐらふぃー）60
defecography, evacuation proctography	排便造影検査（はいべんぞうえいけんさ）73
dehiscence	哆開（しかい）《創の》30
delayed primary suture（closure）	遅延一次縫合（閉鎖）（ちえんいちじほうごう（へいさ））53
Delorme operation	デロルメ手術（でろるめしゅじゅつ）60
Denda's modification	伝田変法（でんだへんぽう）《ソアベ手術の》61
dentate line, pectinate line	歯状線（しじょうせん）31
deodorant, deodorizer	脱臭剤（だっしゅうざい）52
deodorant, odor eliminator, deodorizer	消臭剤（しょうしゅうざい）34
deodorizing gas filter	ガス抜き脱臭フィルター（がすぬきだっしゅうふぃるたー）11
depigmentation	色素脱失（しきそだっしつ）30
dermadrome	デルマドローム（でるまどろーむ）61
descending colostomy	下行結腸ストーマ［造設術］（かこうけっちょうすとーま［ぞうせつじゅつ］）10
descending perineum syndrome	会陰下垂（下降）症候群（えいんかすい（かこう）しょうこうぐん）6
designated intractable diseases	指定難病（していなんびょう）31
desire to defecate/urge to defecate	便意（べんい）81
desire to void	尿意（にょうい）64
detachment＝separation	離開（りかい）《創の》89

detrusor leak point pressure〈DLPP〉	排尿筋漏出時圧（はいにょうきんろうしゅつじあつ）	71
detrusor overactivity	排尿筋過活動（はいにょうきんかかつどう）	71
detrusor sphincter dyssynergia	排尿筋括約筋協調不全（はいにょうきんかつやくきんきょうちょうふぜん）	71
detrusor underactivity	排尿筋低活動（はいにょうきんていかつどう）	71
detubularization	脱管腔化（だつかんくうか）	52
diameter of stoma	ストーマ径（すとーまけい）	40
diameter of stomal base	ストーマ基部径（すとーまきぶけい）	40
diaper	おむつ（おむつ）	8
diaper (pad) dermatitis = diaper rash	おむつ皮膚炎（おむつひふえん）	8
diarrhea	下痢（げり）	20
dietary fiber	食物繊維（しょくもつせんい）	35
difficulty in micturition (urination, urinating, voiding)	排尿困難（はいにょうこんなん）	71
difficulty of stoma management	ストーマ管理困難（すとーまかんりこんなん）	39
digital examination	指診（ししん）	31
digital rectal examinaiton scoring system〈DRESS〉score	DRESS スコア（どれすすこあ）	62
digital rectal examination	直腸〔指〕診（ちょくちょう〔し〕しん）	56
dilation of stomal cavity	ストーマ拡張術（すとーまかくちょうじゅつ）	39
disability	障害（しょうがい）	33
disability associated fecal incontinence	機能障害性便失禁（きのうしょうがいせいべんしっきん）	15
disability associated urinary incontinence	機能障害性尿失禁（きのうしょうがいせいにょうしっきん）	15
disposable diaper	紙おむつ（かみおむつ）	12
dissolution	溶解（ようかい）	89
distal colon	遠位大腸（えんいだいちょう）	7
diversion colitis	便流変更〔性〕大腸炎（べんりゅうへんこう〔せい〕だいちょうえん）	82

divided colostomy/ileostomy ＝ Devine's colostomy/ileostomy	分離式人工肛門造設術（ぶんりしきじんこうこうもんぞうせつじゅつ）79
dolichocolon, colonic redundancy	結腸過長症（けっちょうかちょうしょう）20
double stomas	ダブルストーマ（だぶるすとーま）52
double-barrelled colostomy/ ileostomy	二連銃式人工肛門［造設術］（にれんじゅうしきじんこうこうもん［ぞうせつじゅつ］）68
drainage	排液〔術〕（はいえき〔じゅつ〕）69
drainage bag	ドレナージ袋（どれなーじぶくろ）62
drainage system for irrigation	洗腸液排出用部品（せんちょうえきはいしゅつようぶひん）48
dressing	ドレッシング（どれっしんぐ）62
drug-induced voiding dysfunction	薬剤性排尿障害（やくざいせいはいにょうしょうがい）88
dry tack	乾燥タック（かんそうたっく）13
Duhamel's procedure	デュアメル手術（でゅあめるしゅじゅつ）60
duodenal atresia/〔congenital〕 stenosis	十二指腸閉鎖／〔先天性〕狭窄（じゅうにしちょうへいさ／〔せんてんせい〕きょうさく）32
duplicated（double/bifid/bifurcated）ureter	重複尿管（ちょうふくにょうかん）55
dynamic graciloplasty	電気刺激薄筋移植術（でんきしげきはっきんいしょくじゅつ）61
dysfunctional voiding	機能障害性排尿（きのうしょうがいせいはいにょう）15
dyspareunia	性交痛（せいこうつう）45
dyssynergic defecation	排便協調障害（はいべんきょうちょうしょうがい）72

E

early complication	早期合併症（そうきがっぺいしょう）《ストーマの》49
early stage rehabilitation	初期リハビリテーション（しょきりはびりてーしょん）35
ectopic ureter	尿管異所開口（にょうかんいしょかいこう）65
ejaculation	射精（しゃせい）32
ejaculatory dysfunction	射精障害（しゃせいしょうがい）32
elastic skin barrier strip	面板固定用弾性テープ（めんいたこていようだんせいてーぷ）87

electromyography of anal sphincter	肛門括約筋筋電図検査（こうもんかつやくきんきんでんずけんさ）23
electrostimulation/electrical neuromodulation	電気刺激療法（でんきしげきりょうほう）61
emission	射出（しゃしゅつ）《精液の》32
emptying stoma/ostomy bag	排出処理（はいしゅつしょり）《ストーマ袋からの》70
encopresis	遺糞症（いふんしょう）4
end colostomy/ileostomy	単孔式人工肛門造設術（たんこうしきじんこうこうもんぞうせつじゅつ）52
end stoma	単孔式ストーマ（たんこうしきすとーま）53
end-loop stoma/colostomy, ileostomy	エンドループ式ストーマ（えんどるーぷしきすとーま）7
endorectal pull-through procedure	直腸内貫通式手術（ちょくちょうないかんつうしきしゅじゅつ）58
enema	浣腸（かんちょう）14
enema kit	浣腸用具（かんちょうようぐ）14
enema treatment	浣腸療法（かんちょうりょうほう）14
enterocele	小腸瘤（しょうちょうりゅう）34
enteroclysis	高位浣腸（こういかんちょう）21
enterostomal therapist〈ET〉= stomal therapist	ET（いーてぃー）2
enuresis	遺尿（いにょう）4
epispadias	尿道上裂（にょうどうじょうれつ）66
epithelialization	上皮形成（じょうひけいせい）35
erectile dysfunction	ED（いーでぃー）2
	勃起機能障害（ぼっききのうしょうがい）85
erection	勃起（ぼっき）85
erection aid	勃起補助具（ぼっきほじょぐ）85
erosion	びらん（びらん）76
erythema	紅斑（こうはん）22
esophageal atresia	食道閉鎖（しょくどうへいさ）35
esophageal fistula	食道瘻（しょくどうろう）35

esophagocutaneous fistula	食道皮膚瘻（しょくどうひふろう） 35
ethylene vinyl acetate copolymer〈EVA〉	エチレン・酢酸ビニル・コポリマー（えちれん・さくさんびにる・こぽりまー） 7
evacuation difficulty constipation	排便困難型便秘（はいべんこんなんかたべんぴ） 73
eversion method	翻転法（ほんてんほう）《ストーマ造設の》 85
excretion, urination and/or defecation（evacuation）	排泄（はいせつ） 70
exhaust hole with deodorizing gas filter	脱臭フィルター付ガス抜き孔（だっしゅうふぃるたーつきがすぬきこう） 52
external anal sphincter, external sphincter of the anus	外肛門括約筋（がいこうもんかつやくきん） 8
external fistula	外瘻（がいろう） 10
external sphincter dysfunction	外肛門括約筋機能障害（がいこうもんかつやくきんきのうしょうがい） 9
external sphincter resection〈ESR〉	外肛門括約筋切除術（がいこうもんかつやくきんせつじょじゅつ） 9
external urethral sphincter	外尿道括約筋（がいにょうどうかつやくきん） 10
external urethral sphincter electromyography	外尿道括約筋筋電図検査（がいにょうどうかつやくきんきんでんずけんさ） 10
［external］intestinal fistula	［外］腸瘻（（がい）ちょうろう） 55
extra-urethral incontinence	尿道外尿失禁（にょうどうがいにょうしっきん） 66
extraperitoneal method	腹膜外法（ふくまくがいほう）《ストーマ造設の》 78
extraperitoneal route	腹膜外経路（ふくまくがいけいろ） 78

F

faceplate/baseplate/skin barrier/wafer	板状皮膚保護剤（いたじょうひふほござい） 3
faceplate/baseplate/skin barrier/wafer	面板（めんいた） 87
familial adenomatous polyposis〈FAP〉, familial polyposis coli〈FPC〉	家族性腺腫性ポリポーシス（かぞくせいせんしゅせいぽりぽーしす） 11
	家族性大腸腺腫症（かぞくせいだいちょうせんしゅしょう） 11

fascia perinei superficialis, superficial fascia of the perineum	浅会陰筋膜（せんえいんきんまく）47
fecal collector with skin barrier	装着型肛門用装具（そうちゃくがたこうもんようそうぐ）49
fecal continence	便禁制（制御）（べんきんせい（せいぎょ））81
fecal examination, feces examination, stool test	糞便検査（ふんべんけんさ）79
fecal incontinence	便失禁（べんしっきん）81
fecal incontinence quality of life scale	便失禁QOLスケール（べんしっきんきゅーおーえるすけーる）82
fecal incontinence severity index	便失禁重症度スコア（べんしっきんじゅうしょうどすこあ）82
fecal removal	便排除（べんはいじょ）《ストーマ装具の》82
fecal urgency	便意切迫感（べんいせっぱくかん）81
fecalith	糞石（ふんせき）79
fecaloma	糞便腫瘤（ふんべんしゅりゅう）79
feeling of incomplete defecation（evacuation）	残便感（ざんべんかん）30
feeling of incomplete bladder emptying	残尿感（ざんにょうかん）29
fiber	ファイバー（ふぁいばー）《皮膚保護剤成分の》77
finger bougie（bouginage）	指ブジー（ゆびぶじー）88
first sensation volume ＝ rectal threshold volume	初期感覚閾値（しょきかんかくいきち）35
fissurectomy	裂肛切除〔術〕（れっこうせつじょ〔じゅつ〕）91
fistula	瘻孔（ろうこう）91
fistula of stoma	ストーマ瘻孔（すとーまろうこう）44
fistulectomy	瘻孔（瘻管）切除〔術〕（ろうこう（ろうかん）せつじょ〔じゅつ〕）91
fistulotomy	瘻孔切開〔術〕（ろうこうせっかい〔じゅつ〕）91
fixed wound face	固定創（こていそう）28
flange	フランジ（ふらんじ）《二品系装具の》79

flap valve mechanism	フラップバルブ機構（メカニズム）（ふらっぷばるぶきこう（めかにずむ）） 79
flat faceplate/baseplate/skin barrier	平面型面板（へいめんがためんいた） 80
flat skin barrier appliance	平面装具（へいめんそうぐ） 80
flatus	放屁（ほうひ） 85
floating bag	浮動型袋（ふどうがたふくろ）《単品系の》 79
floating flange	浮動型フランジ（ふどうがたふらんじ） 79
flow controller	流量調節器（りゅうりょうちょうせつき）《ストーマ用洗腸用具の》 90
flow indicator	流量監視器（りゅうりょうかんしき）《ストーマ用洗腸用具の》 90
flush stoma, flat stoma, skin level stoma	平坦型ストーマ（へいたんがたすとーま） 80
flutter valve mechanism	フラッターバルブ機構（メカニズム）（ふらったーばるぶきこう（めかにずむ）） 79
folliculitis	毛包炎（もうほうえん） 88
food blockage	フードブロッケージ（ふーどぶろっけーじ）《ストーマ部の》 77
frequency volume chart〈FVC〉	頻度・尿量記録（ひんど・にょうりょうきろく） 77
frequent defecation ＝ frequent bowel movements	頻［回］便（ひん〔かい〕べん） 77
functional anorectal pain	機能性直腸肛門痛（きのうせいちょくちょうこうもんつう） 15
functional bowel disorder	機能性腸障害（きのうせいちょうしょうがい） 15
functional constipation	機能性便秘（きのうせいべんぴ） 15
functional defecation disorder	機能性便排出障害（きのうせいべんはいしゅつしょうがい） 15
functional erectile dysfunction	機能的勃起機能障害（きのうてきぼっききのうしょうがい） 16

G

Gant-Miwa procedure	ガント・三輪手術（がんと・みわしゅじゅつ） 14
Gardner's syndrome	ガードナー症候群（がーどなーしょうこうぐん） 8
gas incontinence	ガス失禁（がすしっきん） 11

gas release	ガス抜き（がすぬき）《消化管用ストーマ袋の》11
gastrocolic reflex	胃結腸反射（いけっちょうはんしゃ）3
gastroileal reflex	胃回腸反射（いかいちょうはんしゃ）2
gastrointestinal stoma/intestinal stoma/enterostoma	人工肛門（じんこうこうもん）36
gastrointestinal stoma ＝ enterostoma	消化管ストーマ（しょうかかんすとーま）33
gastrointestinal transit time	消化管通過時間（しょうかかんつうかじかん）33
（gastrointestinal）polyposis	［消化管］ポリポーシス（しょうかかん ぽりぽーしす）33
gastroschisis	腹壁破裂（ふくへきはれつ）78
gastrostomy	胃瘻（いろう）4
	胃瘻造設術（いろうぞうせつじゅつ）4
gelatin	ゼラチン（ぜらちん）47
gluteus maximus transposition	大殿筋有茎移植（転位）術（だいでんきんゆうけいいしょく（てんい）じゅつ）51
government aid for premature infants	養育医療（よういくいりょう）89
gracilis muscle	薄筋（はっきん）73
granulation	肉芽（にくげ）63

H

habit training for defecation	習慣排便法（しゅうかんはいべんほう）32
habit training for urination	習慣排尿法（しゅうかんはいにょうほう）32
hard convex skin barrier, hard convexity equipment	硬性凸面型面板（こうせいとつめんがためんいた）22
hard stool	硬便（こうべん）22
Hartmann's reversal	ハルトマンリバーサル（はるとまんりばーさる）74
Hartmann's/Hartmann operation ＝ rectal excision without anastomosis	ハルトマン手術（はるとまんしゅじゅつ）74
hematochezia, bloody stool	血便（けつべん）20
hematoma	血腫（けっしゅ）20

hematuria	血尿（けつにょう）	20
hepatic portoenterostomy ＝ Kasai procedure	肝門部腸吻合術（かんもんぶちょうふんごうじゅつ）	14
hereditary nonpolyposis colorectal cancer〈HNPCC〉＝ Lynch syndromeⅠ,Ⅱ	遺伝性非ポリポーシス大腸癌（いでんせいひぽりぽーしすだいちょうがん）	4
Hermann line	ヘルマン線（へるまんせん）	81
hernia, herniation	ヘルニア（へるにあ）	81
hesitancy	遷延性排尿（せんえんせいはいにょう）	47
	排尿遅延（はいにょうちえん）	72
hidden loop colostomy	皮下埋没式ループ式結腸ストーマ造設術（ひかまいぼつしきるーぷしきけっちょうすとーまぞうせつじゅつ）	75
high amplitude propagated contractions〈HAPC〉	高振幅大腸収縮波（こうしんぷくだいちょうしゅうしゅくは）	22
high anterior resection〔of the rectum〕	［直腸］高位前方切除術（［ちょくちょう］こういぜんぽうせつじょじゅつ）	21
high hydrostatic enema	高圧浣腸（こうあつかんちょう）	21
high output stoma	多排泄量ストーマ（たはいせつりょうすとーま）	52
	ハイアウトプットストーマ（はいあうとぷっとすとーま）	69
high pressure zone	昇圧帯（しょうあつたい）	33
high resolution anorectal manometry〈HRARM〉	高解像度直腸肛門内圧測定（こうかいぞうどちょくちょうこうもんないあつそくてい）	21
high type anomaly（supralevator anomaly）	高位鎖肛（こういさこう）	21
high pressure voiding / high pressure during the voiding phase	高圧排尿（こうあつはいにょう）	21
Hirschsprung's disease ＝ intestinal aganglionosis, congenital megacolon	ヒルシュスプルング病（ひるしゅすぷるんぐびょう）	76
Hunner lesion	ハンナ病変（はんなびょうへん）	75
Hunner-type interstitial cystitis〈HIC〉＝ Interstitial cystitis（Hunner-type）	ハンナ型間質性膀胱炎（はんながたかんしつせいぼうこうえん）	75

hydrocolloid	ハイドロコロイド（はいどろころいど）70
hydrogenated styrene-butadiene rubber〈HS〉	水素添加SBR（スチレン・ブタジエンゴム）（すいそてんかえすびーあーる（すちれん・ぶたじえんごむ））38
hydronephrosis	水腎症（すいじんしょう）37
hydrophilic coating catheter for CIC	親水性コーティング間欠導尿用カテーテル（しんすいせいこーてぃんぐかんけつどうにょうようかてーてる）37
hydrophilic（water absorbing）polymer	親水性ポリマー（しんすいせいぽりまー）37
hydrophobic polymer	疎水性ポリマー（そすいせいぽりまー）50
hydroureter	水尿管［症］（すいにょうかん［しょう］）38
hypertrophic scar	肥厚性瘢痕（ひこうせいはんこん）75
hypogastric plexus	下腹神経叢（かふくしんけいそう）12
hypospadias	尿道下裂（にょうどうかれつ）66

I

idiopathic constipation	特発性便秘（とくはつせいべんぴ）61
idiopathic focal（localized）intestinal perforation	特発性（限局性）腸穿孔（とくはつせい（げんきょくせい）ちょうせんこう）61
Ikeda & Soper Z-anastomosis	池田Z吻合術（いけだぜっとふんごうじゅつ）3
ileal conduit	回腸導管［造設術］（かいちょうどうかん［ぞうせつじゅつ］）9
ileal neobladder	回腸新膀胱（かいちょうしんぼうこう）9
ileal pouch	回腸嚢（かいちょうのう）9
ileal pouch anal anastomosis〈IPAA〉	回腸嚢肛門吻合術（かいちょうのうこうもんふんごうじゅつ）9
ileoanal anastomosis〈IAA〉	回腸肛門吻合術（かいちょうこうもんふんごうじゅつ）9
ileoanal canal anastomosis〈IACA〉	回腸肛門管吻合術（かいちょうこうもんかんふんごうじゅつ）9
ileostomy	イレオストミー（いれおすとみー）4
	回腸ストーマ［造設術］（かいちょうすとーま［ぞうせつじゅつ］）9
ileostomy drainage bag	消化管用ストーマ排液バッグ（しょうかかんようすとーまはいえきばっぐ）34
ileostomy/jejunostomy	小腸瘻造設術（しょうちょうろうぞうせつじゅつ）34

ileus	イレウス（いれうす）	4
impaired cognition fecal incontinence	認知機能障害性便失禁（にんちきのうしょうがいせいべんしっきん）	68
impaired cognition urinary incontinence	認知機能障害性尿失禁（にんちきのうしょうがいせいにょうしっきん）	68
impaired mobility fecal incontinence	運動機能障害性便失禁（うんどうきのうしょうがいせいべんしっきん）	5
impaired mobility urinary incontinence	運動機能障害性尿失禁（うんどうきのうしょうがいせいにょうしっきん）	5
impalement	杙（杭）創（よく（くい）そう）	89
impalement of the anus	肛門杭刺創（こうもんくいしそう）	24
	肛門杙創（こうもんよくそう）	26
imperforate anus	鎖肛（さこう）	29
incontinence	失禁（しっきん）	31
incontinence associated dermatitis〈IAD〉	失禁関連皮膚炎（しっきんかんれんひふえん）	31
incontinence products	失禁ケア用品（しっきんけあようひん）	31
incontinent urinary diversion	非禁制（失禁）［型］尿路変向術（ひきんせい（しっきん）（がた）にょうろへんこうじゅつ）	75
increased urinary frequency	頻尿（ひんにょう）	77
indwelling catheterization	カテーテル留置（かてーてるりゅうち）	12
（indwelling）urethral catheter	尿道留置カテーテル（にょうどうりゅうちかてーてる）	66
inferior hypogastric plexus ＝ pelvic plexus	下下腹神経叢（かかふくしんけいそう）	10
inflammatory bowel disease	炎症性腸疾患（えんしょうせいちょうしっかん）	7
inflatable penile prosthesis〈IPP〉	インフレータブル陰茎プロステーシス（いんふれーたぶるいんけいぷろすてーしす）	5
inflow system for irrigation	洗腸液注入用部品（せんちょうえきちゅうにゅうようぶひん）	48
infrequent bowel motion（movement）constipation	排便回数減少型便秘（はいべんかいすうげんしょうがたべんぴ）	72
integrated bag closure	閉鎖具一体型ストーマ袋（へいさぐいったいがたすとーまぶくろ）	80

interferential low-frequency wave stimulation	干渉低周波治療（かんしょうていしゅうはちりょう）	13
intermediate anomaly〔intermediate-type anomaly〕	中間位鎖肛（ちゅうかんいさこう）	54
intermittency	尿線途絶（にょうせんとぜつ）	65
intermittent catheterization〈IC〉	間欠導尿〔法〕（かんけつどうにょう〔ほう〕）	13
intermittent indwelling catheter	間欠式バルーンカテーテル（かんけつしきばるーんかてーてる）	13
internal anal sphincter, internal sphincter muscle of the anus	内肛門括約筋（ないこうもんかつやくきん）	62
internal fistula	内瘻（ないろう）	63
internal organ dysfunction	内部障害（ないぶしょうがい）	62
internal urethral sphincter	内尿道括約筋（ないにょうどうかつやくきん）	62
International Classification of Functioning, Disability and Health〈ICF〉	国際生活機能分類（こくさいせいかつきのうぶんるい）	26
International Classification of Impairments, Disabilities, and Handicaps〈ICIDH〉	国際障害分類（こくさいしょうがいぶんるい）	26
International Ostomy Association〈IOA〉	国際オストミー協会（こくさいおすとみーきょうかい）	26
international prostate symptom score〈IPSS〉	国際前立腺症状スコア（こくさいぜんりつせんしょうじょうすこあ）	26
intersphincteric groove, intermuscular groove	括約筋間溝（かつやくきんかんこう）	11
intersphincteric resection〈ISR〉	括約筋間直腸切除術（かつやくきんかんちょくちょうせつじょじゅつ）	11
intersphincteric space	括約筋間腔（かつやくきんかんくう）	11
interstitial cystitis/bladder pain syndrome〈IC/BPS〉	間質性膀胱炎・膀胱痛症候群（かんしつせいぼうこうえん・ぼうこうつうしょうこうぐん）	13
interstitial cystitis（Hunner-type）	ハンナ型間質性膀胱炎（はんながたかんしつせいぼうこうえん）	75
intestinal aganglionosis	腸壁無神経節症（ちょうへきむしんけいせつしょう）	55
intestinal bacterial flora	腸内細菌叢（ちょうないさいきんそう）	55
intestinal bypass surgery	腸管バイパス手術（ちょうかんばいぱすしゅじゅつ）	55

intestinal exclusion	腸管空置術（ちょうかんくうちじゅつ）	54
intestinal failure	腸管不全（ちょうかんふぜん）	55
intestinal malrotation	腸回転異常［症］（ちょうかいてんいじょう（しょう））	54
intestinal obstruction, bowel obstruction	腸閉塞（ちょうへいそく）	55
intestinal transplantation	小腸移植（しょうちょういしょく）	34
intestinal tuberculosis	腸結核（ちょうけっかく）	55
intestinal（colonic）exteriorization	腸管前置術（ちょうかんぜんちじゅつ）	54
［intra-］peritoneal method	腹膜内法（ふくまくないほう）《ストーマ造設の》	78
［intra-］peritoneal route	腹腔内経路（ふくくうないけいろ）	78
intracavernous injection therapy	陰茎海綿体内注射療法（いんけいかいめんたいないちゅうしゃりょうほう）	4
intractable diseases	難病（なんびょう）	63
intrinsic sphincter deficiency	内因性括約筋不全（ないいんせいかつやくきんふぜん）	62
	尿道括約筋不全（にょうどうかつやくきんふぜん）	66
invagination method of rectal excision	重積式直腸切除術（じゅうせきしきちょくちょうせつじょじゅつ）	32
irrigation evacuation, evacuation by irrigation	灌注排便法（かんちゅうはいべんほう）	13
irrigation faceplate/baseplate	洗腸用面板（せんちょうようめんいた）	48
irrigation set	洗腸用具（せんちょうようぐ）	48
irrigation sleeve	洗腸液排出スリーブ（せんちょうえきはいしゅつすりーぶ）	48
irrigation water bag	洗腸液袋（せんちょうえきぶくろ）	48
irritable bowel syndrome〈IBS〉	過敏性腸症候群（かびんせいちょうしょうこうぐん）	12
ischemic colitis	虚血性大腸炎（きょけつせいだいちょうえん）	17
ischiorectal fascia	坐骨直腸筋膜（ざこつちょくちょうきんまく）	29
ischiorectal fascia＝fascia diaphragmatis pelvis inferior	下骨盤隔膜筋膜（かこつばんかくまくきんまく）	11

J

J-pouch	J型貯留嚢（じぇいがたちょりゅうのう）	30

leak

Japan Ostomy Association Inc. 〈JOA〉	日本オストミー協会（にほんおすとみーきょうかい）	64
Japanease Association of Stoma Suppliers	日本ストーマ用品協会（にほんすとーまようひんきょうかい）	64
Japanese Society of Pediatric Wound Ostomy and Continence care	日本小児ストーマ・排泄・創傷管理研究会（にほんしょうにすとーま・はいせつ・そうしょうかんりけんきゅうかい）	64
Japanese Society of Stoma and Continence Rehabilitation 〈JSSCR〉	日本ストーマ・排泄リハビリテーション学会（にほんすとーま・はいせつりはびりてーしょんがっかい）	64
Japanese Society of Wound, Ostomy, and Continence Management 〈JWOCM〉	日本創傷・オストミー・失禁管理学会（にほんそうしょう・おすとみー・しっきんかんりがっかい）	64
jejunostomy	空腸瘻造設術（くうちょうろうぞうせつじゅつ）	18

K

karaya gum	カラヤガム（からやがむ）	12
Kasai procedure	葛西手術（かさいしゅじゅつ）	11
Kegel training	ケーゲルトレーニング（けーげるとれーにんぐ）	19
keloid	ケロイド（けろいど）	21
Kock pouch《Kock continent ileal reservoir》	コックパウチ（こっくぱうち）	26

L

Langer's lines（of skin tension）	ランゲル割線（らんげるかっせん）	89
large bowel	大腸（だいちょう）	50
large stoma	大ストーマ（だいすとーま）	50
LARS score	LARS スコア（らーすすこあ）	89
late complications	晩期合併症（ばんきがっぺいしょう）《ストーマの》	74
lateral internal sphincterotomy 〈LIS〉	側方内肛門括約筋切開術（そくほうないこうもんかつやくきんせっかいじゅつ）	50
lateral subcutaneous internal sphincterotomy 〈LSIS〉	側方皮下内肛門括約筋切開術（そくほうひかないこうもんかつやくきんせっかいじゅつ）	50
latex allergy	ラテックスアレルギー（らてっくすあれるぎー）	89
leakage of stomal effluent outside the baseplate	面板外漏出（めんいたがいろうしゅつ）	87

- 117 -

leg bag	脚用蓄尿袋（あしようちくにょうぶくろ）	2
leukoderma	白斑（はくはん）	73
levator ani syndrome, levator syndrome ＝ spastic levator syndrome	肛門挙筋症候群（こうもんきょきんしょうこうぐん）	24
levator ani, levator ani muscle, levator muscle of the anus	肛門挙筋（こうもんきょきん）	24
levatorplasty	肛門挙筋形成術（こうもんきょきんけいせいじゅつ）	24
loop colostomy/ileostomy	係蹄式人工肛門造設術（けいていしきじんこうこうもんぞうせつじゅつ）	19
	ループ式人工肛門造設術（るーぶしきじんこうこうもんぞうせつじゅつ）	90
loop end stoma/colostomy, ileostomy	ループエンド式ストーマ（るーぶえんどしきすとーま）	90
loop stoma	係蹄式ストーマ（けいていしきすとーま）	19
	ループ〔式〕ストーマ（るーぶ〔しき〕すとーま）	90
low anterior resection syndrome〈LARS〉	低位前方切除後症候群（ていいぜんぽうせつじょごしょうこうぐん）	60
low anterior resection〔of the rectum〕〈LAR〉	〔直腸〕低位前方切除術（〔ちょくちょう〕ていいぜんぽうせつじょじゅつ）	60
low-type anomaly（translevator anomaly）	低位鎖肛（ていいさこう）	59
low（poor）compliant bladder	低コンプライアンス膀胱（ていこんぷらいあんすぼうこう）	60
lower urinary tract	下部尿路（かぶにょうろ）	12
lower urinary tract dysfunction	下部尿路機能障害（かぶにょうろきのうしょうがい）	12
lower urinary tract function	下部尿路機能（かぶにょうろきのう）	12
lower urinary tract obstruction	下部尿路閉塞（かぶにょうろへいそく）	12
lower urinary tract symptoms	下部尿路症状（かぶにょうろしょうじょう）	12
lubricating and deodorizing liquid for stoma（ostomy）bag	ストーマ袋用〔消臭〕潤滑剤（すとーまぶくろよう〔しょうしゅう〕じゅんかつざい）	44
Lynch syndrome Ⅰ, Ⅱ ＝ hereditary nonpolyposis colorectal cancer〈HNPCC〉	リンチ症候群（りんちしょうこうぐん）	90

M

maceration	浸軟（しんなん）37
magnetic anal sphincter	磁気的肛門括約筋（じきてきこうもんかつやくきん）30
magnetic stimulation therapy	磁気刺激療法（じきしげきりょうほう）30
main sleep period	主要睡眠時間〔帯〕（しゅようすいみんじかん〔たい〕）33
making a hole in the skin barrier	穴あけ（あなあけ）《面板の》2
malignant bowel obstruction	悪性腸閉塞（あくせいちょうへいそく）2
malignant lymphoma	悪性リンパ腫（あくせいりんぱしゅ）2
malignant melanoma	悪性黒色腫（あくせいこくしょくしゅ）2
marking disc	マーキングディスク（まーきんぐでぃすく）86
Martin's procedure	マーチン手術（まーちんしゅじゅつ）86
mass action contraction ＝ high amplitude propagated contraction	大蠕動（だいぜんどう）50
maturation of stoma	ストーマ熟成（すとーまじゅくせい）41
maximum flow rate	最大尿流量（さいだいにょうりゅうりょう）29
maximum opening size	面板有効径（めんいたゆうこうけい）87
maximum resting pressure〈MRP〉	最大静止圧（さいだいせいしあつ）《肛門の》29
maximum squeeze pressure〈MSP〉	最大随意収縮圧（さいだいずいいしゅうしゅくあつ）《肛門の》29
maximum tolerable volume〈MTV〉	最大耐容量（さいだいたいようりょう）《直腸の》29
measurement of postvoid residual urine	残尿測定（ざんにょうそくてい）29
mechanical irritation	機械的刺激（きかいてきしげき）《ストーマ装具による》14
meconium ileus	胎便イレウス（たいべんいれうす）51
meconium peritonitis	胎便性腹膜炎（たいべんせいふくまくえん）51
meconium plug syndrome	胎便栓症候群（たいべんせんしょうこうぐん）51
meconium-related ileus	胎便関連性イレウス（たいべんかんれんせいいれうす）51

meconium-related intestinal obstruction	胎便閉塞性疾患（たいべんへいそくせいしっかん）	51
medical expenditure aids for specified pediatric chronic diseases	小児慢性特定疾患治療研究事業（しょうにまんせいとくていしっかんちりょうけんきゅうじぎょう）	34
megacolon	巨大結腸〔症〕（きょだいけっちょう〔しょう〕）	17
megarectum	巨大直腸〔症〕（きょだいちょくちょう〔しょう〕）	17
megaureter	巨大尿管〔症〕（きょだいにょうかん〔しょう〕）	17
melanosis coli	大腸黒色（黒皮）症（だいちょうこくしょく（こくひ）しょう）	50
melena, bloody stool	下血（げけつ）	19
meningocele	髄膜瘤（ずいまくりゅう）	38
meningomyelocele, myelomeningocele	脊髄髄膜瘤（せきずいずいまくりゅう）	46
mesenteric artery embolism	腸間膜動脈塞栓症（ちょうかんまくどうみゃくそくせんしょう）	55
meteorism, tympanites	鼓腸（こちょう）	26
midgut volvulus	中腸軸捻転（ちゅうちょうじくねんてん）	54
Miles operation ＝ abdominoperineal resection（excision）〈APR〉	マイルズ手術（まいるずしゅじゅつ）	86
Milligan-Morgan operation	ミリガン‐モルガン手術（みりがん‐もるがんしゅじゅつ）	86
Mitrofanoff's procedure	ミトロファノフ手術（みとろふぁのふしゅじゅつ）	86
mixed fecal incontinence	混合性便失禁（こんごうせいべんしっきん）	28
mixed urinary incontinence	混合性尿失禁（こんごうせいにょうしっきん）	28
moldable（faceplate/baseplate/skin barrier/wafer）	自在孔（じざいこう）《面板の》	30
mucocutaneous junction of stoma	ストーマ粘膜皮膚接合部（すとーまねんまくひふせつごうぶ）	43
mucosal eversion method	粘膜翻転法（ねんまくほんてんほう）	69
mucosal implantation ＝ muco-implant	ストーマ粘膜移植（すとーまねんまくいしょく）	43
mucosal invasion	ストーマ粘膜侵入（すとーまねんまくしんにゅう）	43

mucosal prolapse syndrome ＝ solitary rectal ulcer syndrome	直腸粘膜脱症候群（ちょくちょうねんまくだつしょうこうぐん）58
mucous fistula	粘液瘻（ねんえきろう）69
mucus incontinence, mucus leakage	粘液失禁（ねんえきしっきん）68
muddy stool	泥状便（でいじょうべん）60
multiple system atrophy	多系統萎縮症（たけいとういしゅくしょう）51
myeloschisis	脊髄披裂（せきずいひれつ）46

N

necrosis	壊死（えし）6
necrotizing enterocolitis	壊死性腸炎（えしせいちょうえん）6
negative pressure wound therapy〈NPWT〉	［局所］陰圧閉鎖療法（［きょくしょ］いんあつへいさりょうほう）4
neobladder	ネオブラダー（ねおぶらだー）68
nephrostomy	腎瘻造設術（じんろうぞうせつじゅつ）37
nerve block	神経ブロック（しんけいぶろっく）36
neurogenic bladder（dysfunction）	神経因性膀胱（しんけいいんせいぼうこう）36
neurogenic bowel disorder〈NBD〉	神経因性大腸機能障害（しんけいいんせいだいちょうきのうしょうがい）36
neurogenic lower urinary tract dysfunction	神経因性下部尿路機能障害（しんけいいんせいかぶにょうろきのうしょうがい）36
neurogenic overactive bladder	神経因性過活動膀胱（しんけいいんせいかかつどうぼうこう）36
neuromodulation	神経変調療法（しんけいへんちょうりょうほう）36
nighttime（urinary）frequency	夜間排尿回数（やかんはいにょうかいすう）88
nipple valve	ニップルバルブ（にっぷるばるぶ）《ストーマの》63
nocturnal enuresis	夜尿症（やにょうしょう）88
nocturia	夜間睡眠中排尿回数（やかんすいみんちゅうはいにょうかいすう）88
	夜間頻尿（やかんひんにょう）88
nocturnal enuresis	夜間遺尿（やかんいにょう）88

nocturnal enuresis	夜尿（やにょう）88
nocturnal fecal incontinence	夜間便失禁（やかんべんしっきん）88
nocturnal penile tumescence〈NPT〉	夜間陰茎勃起現象（やかんいんけいぼっきげんしょう）88
nocturnal polyuria	夜間多尿（やかんたにょう）88
nocturnal urine volume	夜間尿量（やかんにょうりょう）88
non-adhesive appliance/bag	非粘着式装具／袋（ひねんちゃくしきそうぐ／ふくろ）76
non-inflatable penile prosthesis〈NIPP〉	ノンインフレータブル陰茎プロステーシス（のんいんふれーたぶるいんけいぷろすてーしす）69
non-neurogenic overactive bladder	非神経因性過活動膀胱（ひしんけいいんせいかかつどうぼうこう）76
non skin side	非接皮側（ひせっぴそく）《面板やストーマ袋の》76
normal transit constipation	大腸通過正常型便秘（だいちょうつうかせいじょうがたべんぴ）51

O

obstructive colitis	閉塞性大腸炎（へいそくせいだいちょうえん）80
occlusive environment（＝ closed environment）	閉鎖環境（へいさかんきょう）《皮膚の》80
odor sealing/sealability	防臭性（ぼうしゅうせい）《ストーマ袋の》84
Ogilvie syndrome	オギルビー症候群（おぎるびーしょうこうぐん）7
oliguria	乏尿（ぼうにょう）85
one-piece ostomy system, one-piece system	単品系［ストーマ］装具（たんぴんけい［すとーま］そうぐ）53
opaque pouch/bag	不透明ストーマ袋（ふとうめいすとーまぶくろ）79
open spinal dysraphism	開放性二分脊椎（かいほうせいにぶんせきつい）10
open-ended bag closure	排出口閉鎖具（はいしゅつこうへいさぐ）《消化管用ストーマ袋の》70
open-ended bag, drainable bag	開放型袋（かいほうがたふくろ）《ストーマ装具の》10
organic erectile dysfunction	器質的（性）勃起機能障害（きしつてき（せい）ぼっききのうしょうがい）16
organic/structural constipation	器質性便秘（きしつせいべんぴ）14
organic/structural defecation disorder	器質性便排出障害（きしつせいべんはいしゅつしょうがい）14

orthotopic neobladder	自排尿型代用膀胱造設術（じはいにょうがただいようぼうこうぞうせつじゅつ）31
orthotopic neobladder	新膀胱造設術（しんぼうこうぞうせつじゅつ）37
ostomate	ストーマ保有者（すとーまほゆうしゃ）44
	オストメイト（おすとめいと）8
ostomy	オストミー（おすとみー）7
Ostomy Appliance Safety net group 〈OAS〉	ストーマ用品セーフティーネット連絡会（すとーまようひんせーふてぃーねっとれんらくかい）44
ostomy appliances/system/equipment	ストーマ装具（すとーまそうぐ）42
ostomy belt	ストーマ装具用ベルト（すとーまそうぐようべると）42
ostomy belt tabs	ベルトタブ（べるとたぶ）《ストーマ装具の》81
ostomy care	オストミーケア（おすとみーけあ）7
ostomy fastening device	ストーマ用固定具（すとーまようこていぐ）44
ostomy friendly restrooms	オストメイト対応トイレ（おすとめいとたいおうといれ）8
ostomy part 《of the organ》	ストーマ部位（すとーまぶい）43
ostomy patient	オストミー患者（おすとみーかんじゃ）7
ostomy rehabilitation	ストーマリハビリテーション（すとーまりはびりてーしょん）44
ostomy scissors	ストーマ装具用はさみ（すとーまそうぐようはさみ）42
ostomy site/stoma site	ストーマ位置（すとーまいち）39
ostomy support group	ストーマ〔保有者の〕患者会（すとーま〔ほゆうしゃの〕かんじゃかい）39
ostomy surgery ＝ formation（creation）of stoma	ストーマ造設術（すとーまぞうせつじゅつ）42
ostomy visitor	オストミービジター（おすとみーびじたー）8
（ostomy）deodorizing method, odor eliminating method	［ストーマ］消臭法（（すとーま）しょうしゅうほう）34
（ostomy）deodrizing method, deodrization	［ストーマ］脱臭法（（すとーま）だっしゅうほう）52
ostomy/stoma aids/device	ストーマ用品（すとーまようひん）44

ostomy/stoma bag/pouch	ストーマ袋（すとーまぶくろ）	43
overactive bladder〈OAB〉〔syndrome〕	過活動膀胱〔症候群〕（かかつどうぼうこう〔しょうこうぐん〕）	10
overactive bladder symptom score〈OABSS〉	過活動膀胱症状スコア（かかつどうぼうこうしょうじょうすこあ）	10
overflow fecal incontinence	溢流性便失禁（いつりゅうせいべんしっきん）	4
overflow〔urinary〕incontinence	溢流性尿失禁（いつりゅうせいにょうしっきん）	3

P

pad	パッド（ぱっど）《失禁用品の》	74
pad test	パッドテスト（ぱっどてすと）	74
palliative stoma/colostomy, ileostomy	緩和〔的〕ストーマ（かんわ〔てき〕すとーま）	14
papule, papular eczema	丘疹（きゅうしん）	16
paradoxic〔al〕puborectalis contraction	奇異性恥骨直腸筋収縮（きいせいちこつちょくちょうきんしゅうしゅく）	14
parastomal hernia	ストーマ傍ヘルニア（すとーまぼうへるにあ）	44
	傍ストーマヘルニア（ぼうすとーまへるにあ）	85
parastomal hernia support belt/undergarment	ヘルニア用ベルト（補正下着）（へるにあようべると（ほせいしたぎ））	81
parastomal prolapse	傍ストーマ〔内臓〕脱出（ぼうすとーま〔ないぞう〕だっしゅつ）	84
parastomal space	ストーマ傍腔（すとーまぼうくう）	44
parastomal support belt/undergarment	ストーマ周囲用ベルト（補正下着）（すとーましゅういようべると（ほせいしたぎ））	41
part of skin contact＝sticky side	皮膚粘着部（ひふねんちゃくぶ）《ストーマ装具の》	76
passive fecal incontinence	漏出性便失禁（ろうしゅつせいべんしっきん）	91
patch test	貼布試験（ちょうふしけん）	55
pectin	ペクチン（ぺくちん）	81
pelvic dead space infection	骨盤死腔炎（こつばんしくうえん）	27
pelvic diaphragm	骨盤隔膜（こつばんかくまく）	27
pelvic floor	骨盤底（こつばんてい）	27

pelvic floor dysfunction, pelvic floor disorder	骨盤底機能障害（こつばんていきのうしょうがい）	27
pelvic floor incoordination, pelvic floor muscle dyssynergia	骨盤底筋協調運動障害（こつばんていきんきょうちょううんどうしょうがい）	27
pelvic floor muscle	骨盤底筋（こつばんていきん）	27
pelvic floor muscle training（exercise）＝ Kegel training	骨盤底筋訓練（こつばんていきんくんれん）	27
pelvic floor repair（reconstruction）	骨盤底形成（再建）術（こつばんていけいせい（さいけん）じゅつ）	27
pelvic floor supporter	骨盤底サポーター（こつばんていさぽーたー）	27
pelvic nerve	骨盤〔内臓〕神経（こつばん〔ないぞう〕しんけい）	27
pelvic organ prolapse〈POP〉	骨盤臓器脱（こつばんぞうきだつ）	27
pelvic plexus	骨盤神経叢（こつばんしんけいそう）	27
Peña's procedure	ペーニァ手術（ぺーにぁしゅじゅつ）	81
penile circumference and regidity measurement	陰茎周径・硬度測定（いんけいしゅうけい・こうどそくてい）	4
penile prosthesis	陰茎プロステーシス（いんけいぷろすてーしす）	4
percutaneous endoscopic gastrostomy〈PEG〉	経皮内視鏡的胃瘻造設術（けいひないしきょうてきいろうぞうせつじゅつ）	19
percutaneous nephrostomy	経皮的腎瘻造設術（けいひてきじんろうぞうせつじゅつ）	19
〔peri〕stomal varices	ストーマ〔周囲〕静脈瘤（すとーま〔しゅうい〕じょうみゃくりゅう）	38
perianal abscess, periproctal abscess	肛門周囲膿瘍（こうもんしゅういのうよう）	24
perianal biomaterial injection	生体物質肛門注入術（せいたいぶっしつこうもんちゅうにゅうじゅつ）	45
perianal dermatitis	肛門周囲皮膚炎（こうもんしゅういひふえん）	25
perineal descent	会陰下垂（下降）（えいんかすい（かこう））	6
perineal laceration ＝ perineal tear	会陰裂傷（えいんれっしょう）	6
perineal pain	会陰部痛（えいんぶつう）	6
perineal repair of imperforate anus	会陰式鎖肛修復術（肛門形成術）（えいんしきさこうしゅうふくじゅつ（こうもんけいせいじゅつ））	6

perineal wound	会陰創（えいんそう）	6
perineometer	腟圧測定器（ちつあつそくていき）	54
peristalsis	蠕動（ぜんどう）	48
peristoma	ストーマ周囲（すとーましゅうい）	41
peristomal dermatitis	ストーマ周囲皮膚炎（すとーましゅういひふえん）	41
peristomal edge ＝ skin margin	ストーマ皮膚縁（すとーまひふえん）	43
peristomal granuloma	ストーマ周囲肉芽腫（すとーましゅういにくげしゅ）	41
peristomal peristalsis	ストーマ周囲蠕動（すとーましゅういぜんどう）	41
peristomal phlegmon	ストーマ周囲蜂窩織炎（蜂巣炎）（すとーましゅういほうかしきえん（ほうそうえん））	41
peristomal pseudohernia	ストーマ周囲偽ヘルニア（すとーましゅういぎへるにあ）	41
peristomal recession	ストーマ周囲陥凹（すとーましゅういかんおう）	41
peristomal skin	ストーマ周囲皮膚（すとーましゅういひふ）	41
peristomal skin trouble	ストーマ周囲皮膚障害（すとーましゅういひふしょうがい）	41
peristomal ulcer	ストーマ周囲皮膚潰瘍（すとーましゅういひふかいよう）	41
peristomal/parastomal abscess	ストーマ周囲膿瘍（すとーましゅういのうよう）	41
peritoneocele	腹膜瘤（ふくまくりゅう）	78
permanent stoma	永久〔的〕ストーマ（えいきゅう（てき）すとーま）	6
person with disabilities	〔身体〕障害者（〔しんたい〕しょうがいしゃ）	37
pessary	ペッサリー（ぺっさりー）	81
Peutz-Jeghers syndrome	ポイツ・ジェガース症候群（ぽいつ・じぇがーすしょうこうぐん）	82
phantom phenomenon	ファントム（幻像）現象（ふぁんとむ（げんぞう）げんしょう）	77
phosphodiesterase（PDE）5 inhibitor	ホスホジエステラーゼ（PDE）5阻害薬（ほすほじえすてらーぜ（ぴーでぃーいー）ふぁいぶそがいやく）	85
physiotherapy/physical therapy	理学療法（りがくりょうほう）	89
pigmentation	色素沈着（しきそちんちゃく）	30
polyisobutylene〈PIB〉	ポリイソブチレン（ぽりいそぶちれん）	85

polyp	ポリープ（ぽりーぷ）	85
polyuria	多尿（たにょう）	52
pontine（pons）micturition center〈PMC〉	橋排尿中枢（きょうはいにょうちゅうすう）	16
post-prostatectomy incontinence〈PPI〉	前立腺摘出後尿失禁（ぜんりつせんてきしゅつごにょうしっきん）	49
post-trasnanal irrigation discharge（stool）	洗腸後排便（せんちょうごはいべん）	48
postanal repair	後方肛門挙筋形成術（こうほうこうもんきょきんけいせいじゅつ）	22
	肛門後方修復術（こうもんこうほうしゅうふくじゅつ）	24
postdefecation〔discharge〕excrement	後便（あとべん）	2
posterior resection〔of the rectum〕	〔直腸〕後方切除術（（ちょくちょう）こうほうせつじょじゅつ）	56
posterior sphincteroplasty, postanal repair	後方括約筋形成術（こうほうかつやくきんけいせいじゅつ）	22
posterior urethral valve	後部尿道弁（こうぶにょうどうべん）	22
postvoiding incontinence/postmicturition dribble/postmicturition leakage	排尿後尿滴下（はいにょうごにょうてきか）	71
postvoiding symptoms/postmicturition symptoms	排尿後症状（はいにょうごしょうじょう）	71
pouch failure	回腸嚢不全（かいちょうのうふぜん）	9
pouch plasty＝reservoir operation	貯留嚢形成術（ちょりゅうのうけいせいじゅつ）	59
pouch/reservoir	貯留嚢（ちょりゅうのう）	59
pouchitis	回腸嚢炎（かいちょうのうえん）	9
pre-cut（faceplate/baseplate/skin barrier/wafer）	既製孔（きせいこう）《面板の》	15
preostomy care	ストーマ術前ケア（すとーまじゅつぜんけあ）	42
presacral mass	仙骨前腫瘤（せんこつぜんしゅりゅう）	47
pressure flow study	内圧尿流検査（ないあつにょうりゅうけんさ）	62

pressure sensitive adhesive 〈PSA〉＝ tacky adhesion	粘着剤（ねんちゃくざい）69
pressure sensitive adhesion property	粘着特性（ねんちゃくとくせい）69
primary closure	一次閉鎖（いちじへいさ）《創の》3
primary constipation	原発性便秘（げんぱつせいべんぴ）21
primary constipation	一次性便秘（いちじせいべんぴ）3
primary healing/intention	一次治癒（いちじちゆ）3
primary irritant contact dermatitis	一次刺激性接触皮膚炎（いちじしげきせいせっしょくひふえん）3
primary opening	［人工肛門］一次開口術（［じんこうこうもん］いちじかいこうじゅつ）36
primary suture	一次縫合（いちじほうごう）3
procedure for prolapse and hemorrhoids 〈PPH〉	PPH（ぴーぴーえっち）75
proctalgia fugax	一過性直腸［神経］痛（いっかせいちょくちょう［しんけい］つう）3
proctitis	直腸炎（ちょくちょうえん）56
proctostomy ＝ mucous fistula of the rectum	直腸粘液瘻造設術（ちょくちょうねんえきろうぞうせつじゅつ）58
prompted defecation	排便促進法（はいべんそくしんほう）73
prompted voiding	排尿促進法（はいにょうそくしんほう）72
	排尿誘導（はいにょうゆうどう）72
proteinase/protease	蛋白（質）分解酵素（たんぱく（しつ）ぶんかいこうそ）53
proximal colon	近位大腸（きんいだいちょう）17
prune-belly syndrome	プルーンベリー症候群（ぷるーんべりーしょうこうぐん）79
pruritus ani	肛門搔痒症（こうもんそうようしょう）25
pseudoepitheliomatous hyperplasia 〈PEH〉	偽上皮腫性肥厚（ぎじょうひしゅせいひこう）15
pseudomembranous colitis	偽膜性大腸炎（ぎまくせいだいちょうえん）16
pshycogenic pollakisuria	心因性頻尿（しんいんせいひんにょう）36

psychogenic ED	心因性ED（しんいんせいいーでぃー）	35
public health care to disabled children	育成医療（いくせいいりょう）	3
pubococcygeal line〈P-C line〉	恥骨尾骨線（ちこつびこつせん）	54
pubococcygeal muscle	恥骨尾骨筋（ちこつびこつきん）	54
puborectal muscle, puborectalis muscle	恥骨直腸筋（ちこつちょくちょうきん）	53
puborectal sling procedure	恥骨直腸スリング術（ちこつちょくちょうすりんぐじゅつ）	54
pudendal nerve	陰部神経（いんぶしんけい）	5
pudendal nerve termimal motor latency〈PNTML〉	陰部神経伝導時間検査（いんぶしんけいでんどうじかんけんさ）	5
pudendal neuralgia	陰部神経痛（いんぶしんけいつう）	5
pudendal neuropathy	陰部神経障害（いんぶしんけいしょうがい）	5
pull-through excision of the rectum	貫通式直腸切除術（かんつうしきちょくちょうせつじょじゅつ）	14
purple urine bag syndrome〈PUBS〉	パープルユーリンバッグ症候群（ぱーぷるゆーりんばっぐしょうこうぐん）	69
pyoderma gangrenosum	壊疽性膿皮症（えそせいのうひしょう）	7

Q

Q-tip test	Qチップテスト（きゅーちっぷてすと）	16

R

radiation cystitis	放射線〔性〕膀胱炎（ほうしゃせん〔せい〕ぼうこうえん）	84
radiation proctitis, irradiation proctitis	放射線〔性〕直腸炎（ほうしゃせん〔せい〕ちょくちょうえん）	84
radical cystectomy	根治的膀胱摘除術（こんちてきぼうこうてきじょじゅつ）	28
	膀胱全摘除術（ぼうこうぜんてきじょじゅつ）	83
radical prostatectomy	根治的前立腺摘除術（こんちてきぜんりつせんてきじょじゅつ）	28
	前立腺全摘除術（ぜんりつせんぜんてきじょじゅつ）	49
radiopaque material	放射線不透過物質（ほうしゃせんふとうかぶっしつ）	84

recessed stoma	陥凹型ストーマ（かんおうがたすとーま）	13
reconstructive anal surgery	肛門再建手術（こうもんさいけんしゅじゅつ）	24
rectal amputation syndrome	直腸切断後症候群（ちょくちょうせつだんごしょうこうぐん）	57
rectal compliance	直腸コンプライアンス（ちょくちょうこんぷらいあんす）	57
rectal excision（amputation）	直腸切断術（ちょくちょうせつだんじゅつ）	57
rectal exclusion	直腸空置術（ちょくちょうくうちじゅつ）	56
rectal exclusion syndrome	直腸空置症候群（ちょくちょうくうちしょうこうぐん）	56
rectal hypersensitivity	直腸知覚過敏（ちょくちょうちかくかびん）	58
rectal hyposensitivity	直腸知覚低下（ちょくちょうちかくていか）	58
rectal intussusception（internal rectal propalse）	直腸重積（ちょくちょうじゅうせき）	57
rectal mucosal electrical［sensitivity］examination	直腸粘膜電気［刺激］感覚検査（ちょくちょうねんまくでんき［しげき］かんかくけんさ）	58
rectal mucosal electrosensitivity	直腸粘膜電気感覚閾値（ちょくちょうねんまくでんきかんかくいきち）	58
rectal mucosal prolapse	直腸粘膜脱（ちょくちょうねんまくだつ）	58
rectal perforation	直腸穿孔（ちょくちょうせんこう）	57
rectal prolapse, procidentia	直腸脱（ちょくちょうだつ）	57
rectal sensation	直腸感覚（ちょくちょうかんかく）	56
rectal sensory examination	直腸感覚検査（ちょくちょうかんかくけんさ）	56
rectal sensory examination to balloon distension	直腸バルーン感覚検査（ちょくちょうばるーんかんかくけんさ）	58
rectal threshold	直腸感覚閾値（ちょくちょうかんかくいきち）	56
［rectal］fecal impaction	［直腸］糞便塞栓（［ちょくちょう］ふんべんそくせん）	79
rectoanal excitatory reflex	直腸肛門興奮反射（ちょくちょうこうもんこうふんはんしゃ）	57
rectoanal inhibitory reflex	直腸肛門抑制反射（ちょくちょうこうもんよくせいはんしゃ）	57
rectocele	直腸腟壁弛緩症（ちょくちょうちつへきしかんしょう）	58
	直腸瘤（ちょくちょうりゅう）	59
rectocele repair	直腸瘤修復術（ちょくちょうりゅうしゅうふくじゅつ）	59

rectocloacal fistula	直腸総排泄腔瘻（ちょくちょうそうはいせつこうろう）	57
rectococcygeal muscle	直腸尾骨筋（ちょくちょうびこつきん）	59
rectopexy	直腸固定術（ちょくちょうこていじゅつ）	57
rectovaginal fistula	直腸腟瘻（ちょくちょうちつろう）	58
rectovaginal fistula repair	直腸腟瘻修復術（ちょくちょうちつろうしゅうふくじゅつ）	58
rectovaginal septum	直腸腟中隔（ちょくちょうちつちゅうかく）	58
rectovesical fistula	直腸膀胱瘻（ちょくちょうぼうこうろう）	59
reduced bladder sensation	膀胱知覚低下（ぼうこうちかくていか）	83
redundant limb of stoma	ストーマ脚過長（すとーまきゃくかちょう）	40
reflex fecal incontinence	反射性便失禁（はんしゃせいべんしっきん）	74
reflex（reflexic）bowel	反射性大腸（はんしゃせいだいちょう）	74
refractory overactive bladder	難治性過活動膀胱（なんちせいかかつどうぼうこう）	63
rehabilitation for urination and/or defecation（evacuation）	排泄リハビリテーション（はいせつりはびりてーしょん）	70
Rehbein's procedure	レーバイン手術（れーばいんしゅじゅつ）	90
release liner（film, paper）	剥離ライナー（はくりらいなー）	73
renal pelvic irrigation	腎盂洗浄（じんうせんじょう）	36
repair of imperforate anus	鎖肛修復術（さこうしゅうふくじゅつ）	29
repair of stoma	ストーマ修整術（すとーましゅうせいじゅつ）	41
residual urine	残尿（ざんにょう）	29
residual urine rate	残尿率（ざんにょうりつ）	30
resting anal pressure	肛門静止圧（こうもんせいしあつ）	25
retracted stoma	陥没ストーマ（かんぼつすとーま）	14
retrograde colonic irrigation	逆行性洗腸［療］法（ぎゃっこうせいせんちょう〔りょう〕ほう）	16
retrograde ejaculation	逆行性射精（ぎゃっこうせいしゃせい）	16
reusable appliance	再使用型装具（さいしようがたそうぐ）《ストーマ装具の》	28
Ripstein operation	リップスタイン手術（りっぷすたいんしゅじゅつ）	90
roll gauze	ロールガーゼ（ろーるがーぜ）	91

Roux-en-Y anastomosis	ルーワイ吻合術（るーわいふんごうじゅつ）	90

S

S-pouch	S型貯留嚢（えすがたちょりゅうのう）	6
sacral deformity	仙骨形成不全（せんこつけいせいふぜん）	47
sacral nerve	仙骨神経（せんこつしんけい）	47
sacral neuromodulation〈SNM〉, sacral nerve stimulation〈SNS〉	仙骨神経刺激療法（せんこつしんけいしげきりょうほう）	47
sacral Onuf's nucleus	仙髄オヌフ核（せんずいおぬふかく）	47
sacral parasympathetic nucleus	仙髄副交感神経核（せんずいふくこうかんしんけいかく）	47
sacrococcygeal teratoma	仙尾部奇形腫（せんびぶきけいしゅ）	49
sacroperineal repair of imperforate anus	仙骨会陰式鎖肛修復術（せんこつえいんしきさこうしゅうふくじゅつ）	47
saline cathartic	塩類下剤（えんるいげざい）	7
sampling function	サンプリング機能（さんぷりんぐきのう）《直腸・肛門の》	30
sampling function	内容識別能（ないようしきべつのう）	63
Santulli's procedure	サンチュリー法（さんちゅりーほう）	29
Sawaguchi's procedure	澤口法（さわぐちほう）	29
scar	瘢痕（はんこん）	74
scheduled defecation regimens, schedule-induced defecation	排便計画療法（はいべんけいかくりょうほう）	72
scheduled regimens (for voiding or defecation)	計画療法（けいかくりょうほう）《下部尿路症状や排便障害に対する》	18
scheduled voiding regimens	排尿計画療法（はいにょうけいかくりょうほう）	71
screlotherapy for peristomal varices	ストーマ静脈瘤硬化療法（すとーまじょうみゃくりゅうこうかりょうほう）	42
scrotal pain	陰嚢痛（いんのうつう）	4
secondary closure	二次閉鎖（にじへいさ）《創の》	63
secondary constipation	続発性便秘（ぞくはつせいべんぴ）	50
	二次性便秘（にじせいべんぴ）	63

skin

secondary healing/intention	二次治癒（にじちゆ）63
secondary opening	［人工肛門］二次開口術（［じんこうこうもん］にじかいこうじゅつ）36
secondary suture ＝ secondary closure	二次縫合（にじほうごう）63
semipermeable dressing	半透過性ドレッシング（はんとうかせいどれっしんぐ）75
Services and Supports for Persons with Disabilities Act	障害者総合支援法（しょうがいしゃそうごうしえんほう）33
seton	シートン（しーとん）30
sexual dysfunction	性機能障害（せいきのうしょうがい）45
sexuality	セクシュアリティ（せくしゅありてぃ）46
short bowel (gut) syndrome	短腸症候群（たんちょうしょうこうぐん）53
sigmoidocele	S 状結腸瘤（えすじょうけっちょうりゅう）6
sigmoidostomy ＝ sigmoid colostomy	S 状結腸ストーマ［造設術］（えすじょうけっちょうすとーま［ぞうせつじゅつ］）6
simple cystectomy	膀胱単純摘除術（ぼうこうたんじゅんてきじょじゅつ）83
sinking stoma	没ストーマ（ぼつすとーま）85
sinus	洞（どう）61
sitz bath	坐浴（座浴）（ざよく）《臀部の沐浴》29
skin adjacent to stoma	ストーマ近接部（すとーまきんせつぶ）《皮膚の》40
skin barrier paste	練状皮膚保護剤（ねりじょうひふほござい）68
skin barrier powder	粉状皮膚保護剤（こなじょうひふほござい）28
skin barrier with adhesive tape	外周テープ付き［面板］（がいしゅうてーぷつき［めんいた］）9
skin care	スキンケア（すきんけあ）38
skin exterior to skin barrier	面板貼付外周部（めんいたちょうふがいしゅうぶ）《ストーマ周囲皮膚の》87
skin in contact with skin barrier	面板貼付部（めんいたちょうふぶ）《ストーマ周囲皮膚の》87
skin in contact with skin barrier edge	面板外縁部（めんいたがいえんぶ）《ストーマ周囲皮膚の》87
skin maceration	ストーマ周囲［皮膚］浸軟（すとーましゅうい［ひふ］しんなん）41

- 133 -

skin protectant	皮膚被膜剤（ひふひまくざい）	76
skin protecting agent/barrier	皮膚保護剤（ひふほござい）	76
skin protecting cream	皮膚保護クリーム（ひふほごくりーむ）	76
skin side	接皮側（せつびそく）《面板やストーマ袋の》	47
sleep apnea syndrome〈SAS〉	睡眠時無呼吸症候群（すいみんじむこきゅうしょうこうぐん）	38
slow (weak) stream	尿勢低下（にょうせいていか）	65
slow transit constipation	大腸通過遅延型便秘（だいちょうつうかちえんがたべんぴ）	51
small stoma	小ストーマ（しょうすとーま）	34
Soave's procedure	ソアベ手術（そあべしゅじゅつ）	49
social adaptation training program for ostomates	オストメイト社会適応訓練事業（おすとめいとしゃかいてきおうくんれんじぎょう）《ストーマ領域での》	8
sodium polyacrylate〈SPA〉	ポリアクリル酸ナトリウム（ぽりあくりるさんなとりうむ）	85
soft convex skin barrier, soft convexity equipment	軟性凸面型面板（なんせいとつめんがためんいた）	63
soft stool	軟便（なんべん）	63
soiling	ソイリング（そいりんぐ）	49
solid stool	固形便（こけいべん）	26
solitary rectal ulcer syndrome	孤立性直腸潰瘍症候群（こりつせいちょくちょうかいようしょうこうぐん）	28
spastic levator syndrome	痙攣性肛門挙筋症候群（けいれんせいこうもんきょきんしょうこうぐん）	19
Specified Disease Treatment Research Program	特定疾患治療研究事業（とくていしっかんちりょうけんきゅうじぎょう）	61
sphincter preserving operation	括約筋温存手術（かつやくきんおんぞんしゅじゅつ）	11
spina bifida, spinal dysraphism	二分脊椎［症］（にぶんせきつい［しょう］）	64
spinal canal stenosis	脊柱管狭窄症（せきちゅうかんきょうさくしょう）	46
spinal cord injury	脊髄損傷（せきずいそんしょう）	46
spinal dysraphism	脊髄閉鎖不全（せきずいへいさふぜん）	46
spinal lipoma	脊髄脂肪腫（せきずいしぼうしゅ）	46

spontaneous（natural）evacuation of stool	自然排便（しぜんはいべん）	31
spontaneous（voluntary）voiding	自然排尿（しぜんはいにょう）	31
	自排尿（じはいにょう）	31
spraying（splitting）of urinary stream	尿線分割（にょうせんぶんかつ）	65
spur colostomy	スパー型人工肛門（すぱーがたじんこうこうもん）	45
starter hole	初孔（しょこう）《面板の》	35
stationary bag	固定型袋（こていがたふくろ）《単品系のストーマ装具》	28
	ベタバリ袋（べたばりぶくろ）	81
stationary flange	固定型フランジ（こていがたふらんじ）	28
stercoraceous diarrhea, stercoral diarrhea, paradoxical diarrhea	宿便性下痢（しゅくべんせいげり）	32
［stercoral］coprostasis	宿便（しゅくべん）	32
sterile IC	滅菌間欠導尿［法］（めっきんかんけつどうにょう〔ほう〕）	87
stimulation at removal	剥離刺激（はくりしげき）	73
stitch abscess	縫合糸膿瘍（ほうごうしのうよう）	83
stoma《pl.：stomas, stomata》	ストーマ（すとーま）	38
stoma appliance/equipment exchange	ストーマ装具交換［法］（すとーまそうぐこうかん〔ほう〕）	42
stoma care	ストーマケア（すとーまけあ）	40
stoma cone for irrigation	洗腸液注入用コーン（せんちょうえきちゅうにゅうようこーん）	48
stoma disappearance in a skin fold	ストーマ埋没（すとーままいぼつ）	44
stoma effluent leakage under baseplate	面板内漏出（めんいたないろうしゅつ）	87
stoma gauge	ストーマゲージ（すとーまげーじ）	40
stoma hole/opening（of faceplate/baseplate）	面板ストーマ孔（めんいたすとーまこう）	87
stoma management	ストーマ管理（すとーまかんり）	39

stom

stoma medicine ＝ stoma therapy	ストーマ医療（すとーまいりょう） 39
stoma（ostomy）bag/pouch cover	ストーマ袋カバー（すとーまぶくろかばー） 44
stoma（stomal）outlet obstruction	ストーマ排出障害（すとーまはいしゅつしょうがい） 43
stoma〔outpatient〕clinic	ストーマ外来（すとーまがいらい） 39
stoma/ostomy bag ballooning	ストーマ袋バルーニング（すとーまぶくろばるーにんぐ）《ストーマ装具の》 44
stoma path through the abdominal wall	腹壁ストーマ孔（ふくへきすとーまこう） 78
stoma-related complications	ストーマ関連合併症（すとーまかんれんがっぺいしょう） 40
stoma self-care	［ストーマ］セルフケア（［すとーま］せるふけあ） 42
stoma site marking ＝ stoma siting	ストーマ位置決め（すとーまいちぎめ） 39
stoma size	ストーマサイズ（すとーまさいず） 40
stoma through hole	ストーマ貫通孔（すとーまかんつうこう） 39
stomal base	ストーマ基部（すとーまきぶ） 40
stomal bleeding	ストーマ出血（すとーましゅっけつ） 42
stomal blockage（impaction）	ストーマ塞栓（すとーまそくせん） 43
stomal body	ストーマ本体（すとーまほんたい） 44
stomal cavity	ストーマ内腔（すとーまないくう） 43
stomal detachment ＝ mucocutaneous separation of stoma	ストーマ〔粘膜皮膚〕離開（すとーま〔ねんまくひふ〕りかい） 38
stomal edema	ストーマ浮腫（すとーまふしゅ） 44
stomal induration	ストーマ硬結（すとーまこうけつ） 40
stomal limb	ストーマ脚（すとーまきゃく） 40
stomal limb dilatation	ストーマ脚拡張（すとーまきゃくかくちょう） 40
stomal〔limb〕perforation ＝ rupture of stomal limb	ストーマ〔脚〕穿孔（すとーま〔きゃく〕せんこう） 38
stomal melanosis coli	ストーマ黒色（黒皮）症（すとーまこくしょく（こくひ）しょう） 40
stomal necrosis	ストーマ壊死（すとーまえし） 39

stomal orifice	ストーマ［排泄］口（すとーま（はいせつ）こう）	39
stomal prolapse	ストーマ脱出（すとーまだっしゅつ）	43
stomal ptosis	ストーマ下垂（すとーまかすい）	39
stomal recession	ストーマ陥凹（すとーまかんおう）	39
stomal retraction	ストーマ脱落（すとーまだつらく）	43
stomal retractions	ストーマ陥没（すとーまかんぼつ）	39
stomal serositis	ストーマ漿膜炎（すとーましょうまくえん）	42
stomal stenosis	ストーマ狭窄（すとーまきょうさく）	40
stomal subsidence	ストーマ中隔陥没（すとーまちゅうかくかんぼつ）	43
stomal trauma	ストーマ損傷（すとーまそんしょう）	43
stomal tumor	ストーマ腫瘤（すとーましゅりゅう）	42
stool softener	便軟化剤（べんなんかざい）	82
storage dysfunction	蓄尿機能障害（ちくにょうきのうしょうがい）	53
storage function	蓄尿機能（ちくにょうきのう）	53
storage symptoms	蓄尿症状（ちくにょうしょうじょう）	53
strain, straining	いきみ（いきみ）	3
straining to defecate	腹圧性排便（ふくあつせいはいべん）	77
straining to void	腹圧排尿（ふくあつはいにょう）	77
stress test	ストレステスト（すとれすてすと）	45
stress urinary incontinence	腹圧性尿失禁（ふくあつせいにょうしっきん）	77
stretched to fit skin barrier/ring/strip, moldable skin barrier	用手成形皮膚保護剤（ようしゅせいけいひふほござい）	89
styrene-butadiene rubber〈SBR〉	スチレン・ブタジエンゴム（すちれん・ぶたじえんごむ）	38
styrene-isoprene-styrene〈SIS〉	スチレン・イソプレン・スチレン（すちれん・いそぷれん・すちれん）	38
subtotal colectomy	結腸亜全摘術（けっちょうあぜんてきじゅつ）	20
superior hypogastric plexus	上下腹神経叢（じょうかふくしんけいそう）	34
superior mesenteric plexus, plexus mesentericus superior	上腸間膜動脈神経叢（じょうちょうかんまくどうみゃくしんけいそう）	34
supporting rod	ストーマ支持棒（すとーましじぼう）	41

Suruga's second procedure	駿河第二法（するがだいにほう）45
swelling	膨潤（ぼうじゅん）84
Swenson's procedure	スウェンソン手術（すうぇんそんしゅじゅつ）38
sympathetic nucleus of the thoraco-lumbar spinal cord	胸腰髄交感神経核（きょうようずいこうかんしんけいかく）16

T

tapered edge	テーパーエッジ（てーぱーえっじ）《面板の》60
temporary stoma	一時的ストーマ（いちじてきすとーま）3
tenesmus	テネスムス（てねすむす）60
	裏急後重（りきゅうこうじゅう）90
tension-free vaginal mesh/transvaginal mesh〈TVM〉procedure	TVM手術（てぃーぶいえむしゅじゅつ）60
tension-free vaginal tape〈TVT〉sling procedure	TVTスリング手術（てぃーぶいてぃーすりんぐしゅじゅつ）60
terminal dribbling	終末時尿滴下（しゅうまつじにょうてきか）32
	排尿終末時尿滴下（はいにょうしゅうまつじにょうてきか）71
terminal ileum	回腸終末部（かいちょうしゅうまつぶ）9
tertiary healing/intention	三次治癒（さんじちゆ）29
tethered cord syndrome	脊髄係留症候群（せきずいけいりゅうしょうこうぐん）46
the Charter of Ostomates Rights	オストメイト権利憲章（おすとめいとけんりけんしょう）8
Thiersch operation	ティールシュ手術（てぃーるしゅしゅじゅつ）60
tibial nerve stimulation	脛骨神経刺激療法（けいこつしんけいしげきりょうほう）19
timed（scheduled）voiding	定時排尿法（ていじはいにょうほう）60
toilet assistance	排泄介助（はいせつかいじょ）70
toilet training	排泄訓練（はいせつくんれん）70
total coordination of ostomy appliances	ストーマ装具トータルシステム（すとーまそうぐとーたるしすてむ）42
total pelvic exenteration	骨盤内臓全摘術（こつばんないぞうぜんてきじゅつ）28

total pelvic floor repair	全骨盤底修復術（ぜんこつばんていしゅうふくじゅつ）47
total proctocolectomy	全結腸直腸切除術（ぜんけっちょうちょくちょうせつじょじゅつ）47
	大腸全摘術（だいちょうぜんてきじゅつ）51
total〔abdominal〕colectomy	結腸全摘術（けっちょうぜんてきじゅつ）20
tracheoesophageal fistula	気管食道瘻（きかんしょくどうろう）14
trans-obturator tape sling operation	TOTスリング手術（てぃーおーてぃーすりんぐしゅじゅつ）59
transanal irrigation device	経肛門的洗腸用器具（けいこうもんてきせんちょうようきぐ）18
transanal irrigation〈TAI〉	経肛門的洗腸療法（けいこうもんてきせんちょうりょうほう）18
transendorectal pull-through	経肛門的一期的手術（けいこうもんてきいっきてきしゅじゅつ）《ソアベ手術の》18
transposition（replacement/relocation）of stoma	ストーマ移設術（すとーまいせつじゅつ）39
transurethral resection of the prostate	経尿道的前立腺切除術（けいにょうどうてきぜんりつせんせつじょじゅつ）19
transurethral ureteral stent insertion（placement）	経尿道的尿管ステント留置術（けいにょうどうてきにょうかんすてんとりゅうちじゅつ）19
transverse muscle of the perineum, transverse perineal muscle	会陰横筋（えいんおうきん）6
transversostomy ＝ transverse colostomy	横行結腸ストーマ〔造設術〕（おうこうけっちょうすとーま〔ぞうせつじゅつ〕）7
trephine stoma	皮膚くり抜きストーマ（ひふくりぬきすとーま）76
true phimosis	真性包茎（しんせいほうけい）37
Turcot's syndrome	ターコット症候群（たーこっとしょうこうぐん）50
two-piece ostomy system	二品系〔ストーマ〕装具（にひんけい〔すとーま〕そうぐ）64

U

ulcer	潰瘍（かいよう）10
ulceration of stoma	ストーマ潰瘍（すとーまかいよう）39
ulcerative colitis	潰瘍性大腸炎（かいようせいだいちょうえん）10

ultra/super/very low anterior resection	超低位前方切除術（ちょうていいぜんぽうせつじょじゅつ）55
undermined ulcer（sinus）	穿掘性潰瘍（せんくつせいかいよう）47
underpants type diaper	パンツ型おむつ（ぱんつがたおむつ）75
ureteral stent	尿管ステント（にょうかんすてんと）65
ureterosigmoidostomy	尿管S状結腸吻合術（にょうかんえすじょうけっちょうふんごうじゅつ）65
ureteroureterostomy	尿管尿管吻合術（にょうかんにょうかんふんごうじゅつ）65
ureterovesical junction obstruction〈UVJO〉	尿管膀胱移行部通過障害（閉塞）（にょうかんぼうこういこうぶつうかしょうがい（へいそく））65
urethral hypermobility	尿道過可動（にょうどうかかどう）66
urethral injury	尿道損傷（にょうどうそんしょう）66
urethral pain	尿道痛（にょうどうつう）66
urethral pressure measurement	尿道内圧測定（にょうどうないあつそくてい）66
urethral sphincter	尿道括約筋（にょうどうかつやくきん）66
urethral stricture	尿道狭窄（にょうどうきょうさく）66
urge fecal incontinence	切迫性便失禁（せっぱくせいべんしっきん）47
urge volume	便意発現容量（べんいはつげんようりょう）81
urgency urinary incontinence	切迫性尿失禁（せっぱくせいにょうしっきん）46
urinalysis	尿検査（にょうけんさ）65
urinary bag for bedside use	床用（ベッドサイド用）蓄尿袋（とこよう（べっどさいどよう）ちくにょうぶくろ）61
urinary continence	尿禁制（にょうきんせい）65
urinary diversion	尿路変向［術］（にょうろへんこう〔じゅつ〕）68
urinary fistula	尿瘻（にょうろう）67
urinary incontinence	尿失禁（にょうしっきん）65
urinary incontinence device ＝ urine receiver（collector）	尿失禁用受尿具（にょうしっきんようじゅにょうぐ）65
urinary management	尿路管理（にょうろかんり）67
urinary reservoir	代用膀胱（だいようぼうこう）51
urinary retention	尿閉（にょうへい）67

urinary stoma, urostomy, urostoma	尿路ストーマ（にょうろすとーま）	68
urinary tract	尿路（にょうろ）	67
urinary tract infection〈UTI〉	尿路感染［症］（にょうろかんせん〔しょう〕）	67
urinary tract obstruction	尿路通過障害（にょうろつうかしょうがい）	68
urinary tract stent	尿路ステント（にょうろすてんと）	68
urinary urgency	尿意切迫感（にょういせっぱくかん）	65
urination and defecation/evacuation devices	排泄用具（はいせつようぐ）	70
urine bottle	受尿器（じゅにょうき）	32
urine collecting/storage bag	蓄尿袋（ちくにょうぶくろ）	53
urine collection system	収尿器（しゅうにょうき）	32
urine drainage tap	尿排出口開閉具（にょうはいしゅつこうかいへいぐ）	67
urine receiving part	受尿部（じゅにょうぶ）《収尿器の》	33
urodynamic study	ウロダイナミクス検査（うろだいなみくすけんさ）	5
	尿流動態検査（にょうりゅうどうたいけんさ）	67
uroflowmetry	尿流測定（にょうりゅうそくてい）	67
urostomy bag connector	［尿路ストーマ袋用］接続管（（にょうろすとーまぶくろよう）せつぞくかん）	68
urostomy bag/pouch	尿路用ストーマ袋（にょうろようすとーまぶくろ）	68
urostomy, urostoma	ウロストミー／ウロストーマ（うろすとみー／うろすとーま）	5

V

vaginal cone	腟コーン（ちつこーん）	54
vaginal deformity	腟変形（ちつへんけい）	54
vaginal pain	腟痛（ちつつう）	54
Valsalva maneuver	バルサルバ法（ばるさるばほう）	74
Valsalva voiding	バルサルバ排尿（ばるさるばはいにょう）	74
ventral rectopexy	腹側直腸固定術（ふくそくちょくちょうこていじゅつ）	78
vesicocele/cystocele	膀胱瘤（ぼうこうりゅう）	84
vesicointestinal fissure	膀胱腸裂（ぼうこうちょうれつ）	83

vesicoureteral reflux〈VUR〉	膀胱尿管逆流（ぼうこうにょうかんぎゃくりゅう）	84
viscosity	粘度（ねんど）	69
voiding by tapping	叩打排尿（こうだはいにょう）	22
voiding cystourethrography	排尿時膀胱尿道造影（はいにょうじぼうこうにょうどうぞうえい）	71
voiding dysfunction	尿排出（排尿）機能障害（にょうはいしゅつ（はいにょう）きのうしょうがい）	67
voiding function	尿排出（排尿）機能（にょうはいしゅつ（はいにょう）きのう）	66
voiding reflex	排尿反射（はいにょうはんしゃ）	72
voiding symptoms	尿排出（排尿）症状（にょうはいしゅつ（はいにょう）しょうじょう）	67
voiding/urination/micturition	尿排出（にょうはいしゅつ）	66
vulvar pain	外陰部痛（がいいんぶつう）	8

W

W-pouch	W型貯留嚢（だぶりゅうがたちょりゅうのう）	52
water absorbent	排泄物凝固剤（はいせつぶつぎょうこざい）《ストーマ袋用》	70
water repellent cream	撥水性保護クリーム（はっすいせいほごくりーむ）	73
watery stool	水様便（すいようべん）	38
wear time	耐用時間（たいようじかん）	51
wet environment	湿潤環境（しつじゅんかんきょう）《創の》	31
wet tack	湿潤タック（しつじゅんたっく）	31
wet to dry dressing	湿潤乾燥ドレッシング法（しつじゅんかんそうどれっしんぐほう）	31
Wexner score	ウエックスナースコア（うえっくすなーすこあ）	5
wheal	膨疹（ぼうしん）	84
Whitehead operation	ホワイトヘッド手術（ほわいとへっどしゅじゅつ）	85
World Council of Enterostomal Therapists	WCET（だぶりゅうしーいーてぃー）	52
wound dressing material	創傷被覆材（そうしょうひふくざい）	49
Wound, Ostomy & Continence Nurse	WOCN（だぶりゅうおーしーえぬ）	52

図　表

〈図表一覧〉

表 1	ストーマの概念		145
図 1	ストーマ各部の名称		145
図 2	双孔式消化管ストーマ		146
図 3	ストーマの高さによる分類		147
図 4	ストーマの大きさによる分類		147
図 5	ストーマ合併症の分類（1）		148
	ストーマ合併症の分類（2）		149
図 6	直腸癌手術におけるリンパ節郭清と腸管血流の保持		150
図 7	下部尿路の解剖		151
図 8	女性における骨盤底と骨盤内臓器の関係		151
図 9	下部尿路機能の神経生理（蓄尿期のコントロール）		152
図 10	下部尿路機能の神経生理（排尿期のコントロール）		153
図 11	膀胱摘除術後の尿路変向術・再建術		154
図 12	肛門管の解剖		155
図 13	肛門括約筋と肛門挙筋		156
図 14	排便機能の神経生理（蓄便状態のコントロール）		157
図 15	排便機能の神経生理（排便状態のコントロール）		158
表 2	ストーマ装具の分類		159
表 3	ストーマ用品一覧		160
図 16	ストーマ装具の名称（単品系装具）		161
図 17	ストーマ装具の名称（二品系装具）		162
図 18	ストーマ装具トータルシステム		162
図 19	面板の形状		163
図 20	粘着性皮膚保護剤の断面構造		163
図 21	洗腸用具		164
図 22	経肛門的洗腸用器具		164
表 4	排泄用具（排尿用）の種類		165
図 23	排尿用医療器具		165
図 24	尿失禁用受尿具と収尿器		166
図 25	失禁ケア用品		166
表 5	排泄用具（排便用）の種類		167
図 26	排泄用具（排便用）		167
表 6	小児外科的疾患		168

図表

表1　ストーマの概念

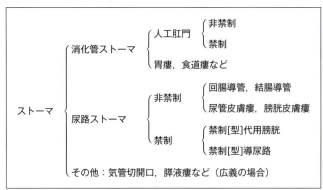

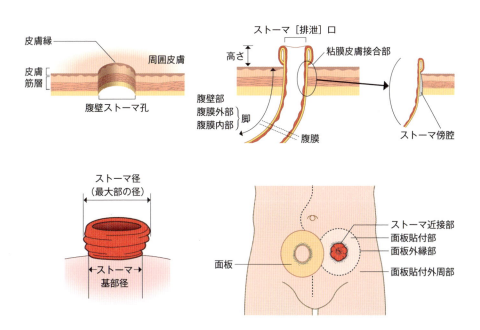

図1　ストーマ各部の名称

図表

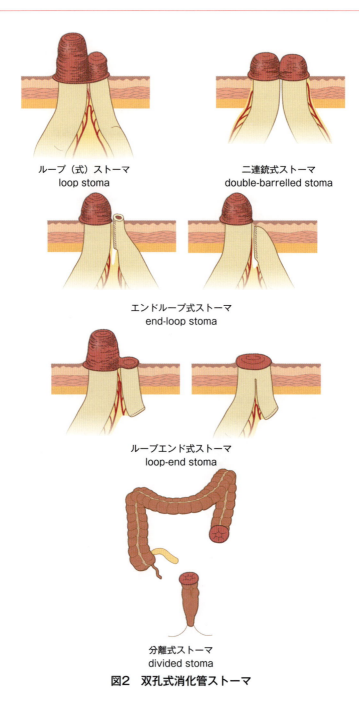

図2 双孔式消化管ストーマ

図表

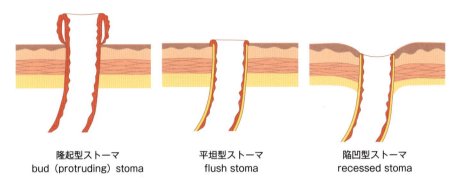

図3　ストーマの高さによる分類

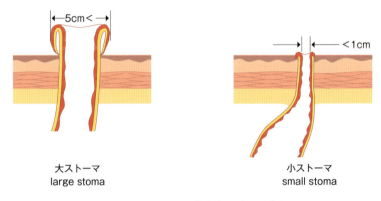

図4　ストーマの大きさによる分類

図表

1. ストーマ陥没（stomal retractions）の種類

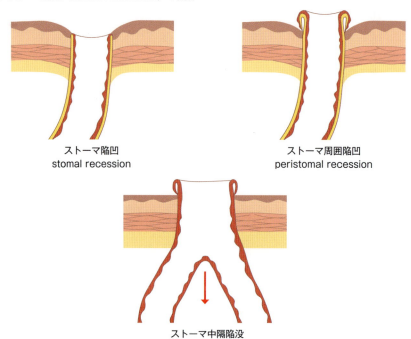

2. ストーマ脱出　stomal prolapse

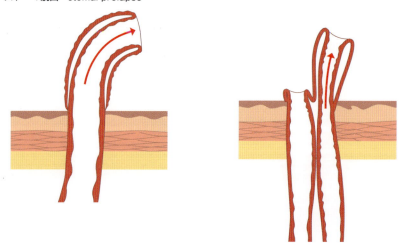

図5　ストーマ合併症の分類（1）

3. 傍ストーマヘルニア　parastomal hernia

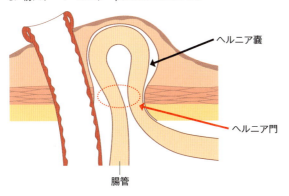

4. ストーマ狭窄　stomal stenosis

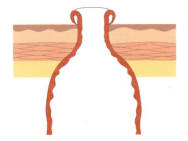
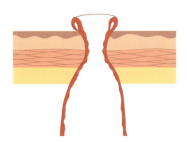

5. ストーマ脱落　stomal retraction

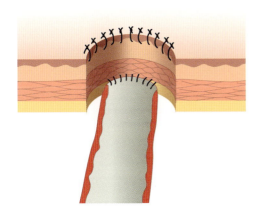

図5　ストーマ合併症の分類（2）

図表

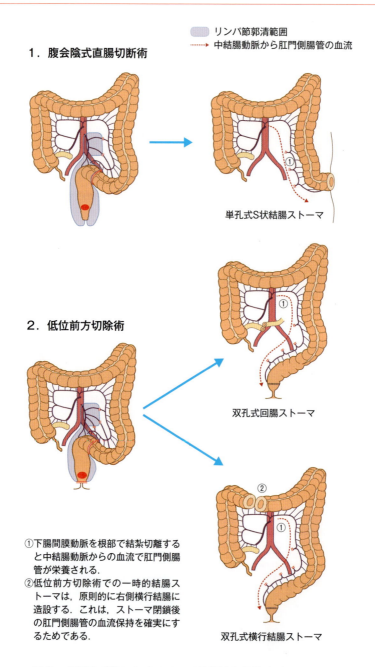

図6　直腸癌手術におけるリンパ節郭清と腸管血流の保持

図表

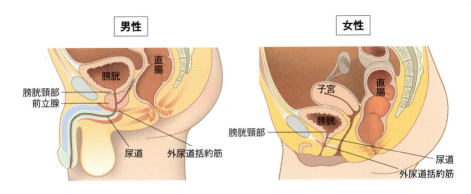

図7　下部尿路の解剖

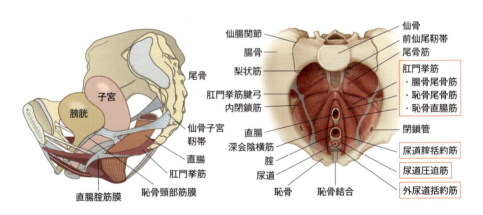

A：骨盤底筋と骨盤内臓器・靭帯・筋膜との関係

骨盤底は，肛門挙筋に代表される骨盤底筋と仙骨子宮靭帯，恥骨頸部筋膜，直腸腟筋膜などからなり，骨盤内臓器（膀胱・子宮・直腸）をハンモック状に支持している．

B：頭側から見た骨盤底と骨盤壁・骨盤内臓器との関係

骨盤底は，肛門挙筋（腸骨尾骨筋，恥骨尾骨筋，恥骨直腸筋を合わせた総称），尿道腟括約筋，尿道圧迫筋，外尿道括約筋（以上の3つの筋肉の総称が本文中での横紋筋性泌尿生殖括約筋）などからなる骨盤底筋と尿生殖隔膜，会陰腱中心，内骨盤筋膜によって構成される骨盤の底を形成する構造物である．

［グラント解剖学図譜第8版 p.401より引用，一部改変］

図8　女性における骨盤底と骨盤内臓器の関係

図表

(＋) 促進状態
(－) 抑制状態
M：副交感神経ムスカリン受容体
N：ニコチン受容体
α：交感神経α受容体
β：交感神経β受容体

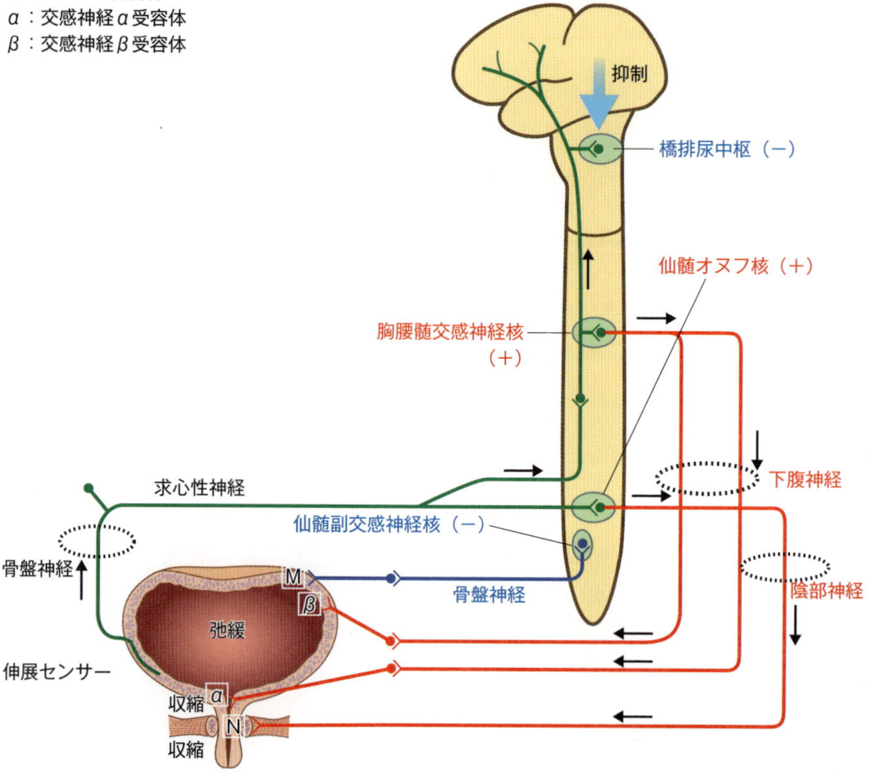

下部尿路機能（蓄尿と排尿）は，中枢および末梢神経によりコントロールされている．末梢神経は，自律神経である骨盤神経（副交感神経）と下腹神経（交感神経），体性神経である陰部神経からなる．蓄尿期には，膀胱壁伸展刺激によって骨盤神経求心路が活性化され，脊髄レベルで下腹神経が興奮し，膀胱を弛緩させ，膀胱頸部および尿道の平滑筋を収縮させるとともに，陰部神経が興奮して外尿道括約筋を収縮させる．また，同時に蓄尿期には，骨盤神経遠心路が抑制されることにより，膀胱収縮は抑制されている．

図9 下部尿路機能の神経生理（蓄尿期のコントロール）

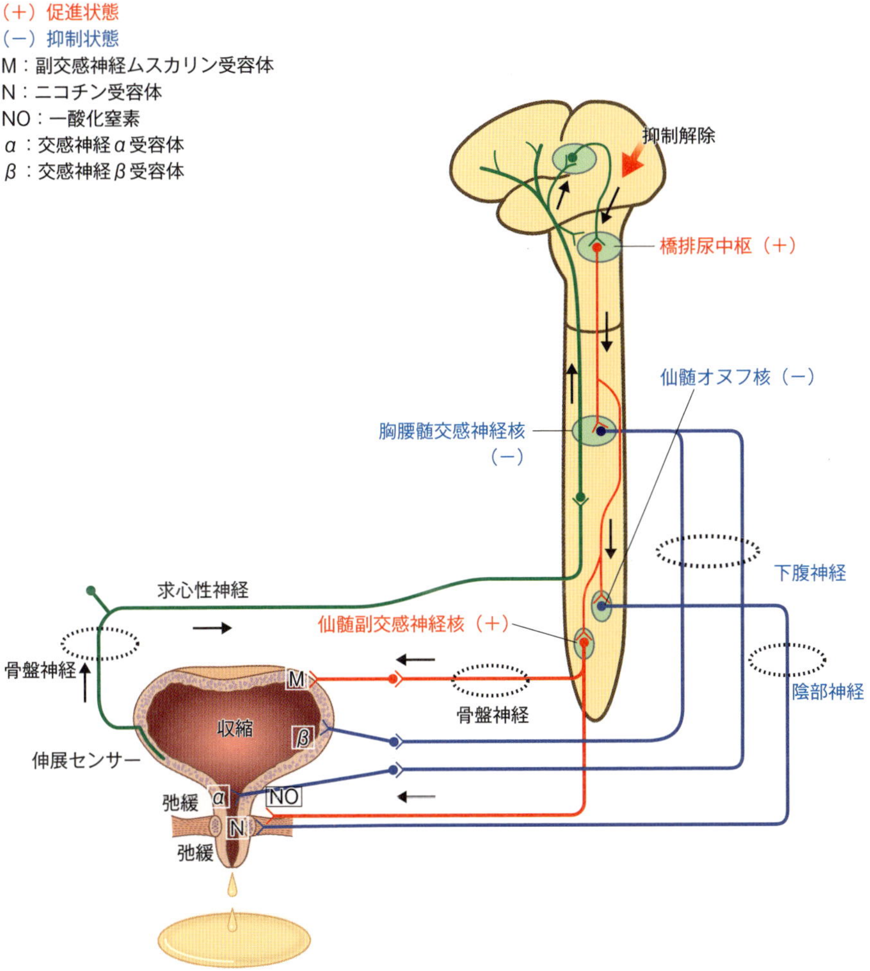

図表

（＋）促進状態
（－）抑制状態
M：副交感神経ムスカリン受容体
N：ニコチン受容体
NO：一酸化窒素
α：交感神経α受容体
β：交感神経β受容体

排尿期には，前頭葉から橋排尿中枢に対する抑制が解除され，下腹神経が抑制されて膀胱の弛緩が解除され，膀胱頸部および尿道の平滑筋が弛緩する．また，陰部神経が抑制され，外尿道括約筋が弛緩する．さらに副交感神経である骨盤神経が刺激されて，膀胱平滑筋の強い収縮が起こり，同時に一酸化窒素（NO）が骨盤神経（副交感神経）終末から放出され，尿道平滑筋が弛緩して，効率よく膀胱内の尿が排出される．

図10　下部尿路機能の神経生理（排尿期のコントロール）

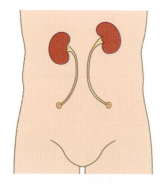
1．尿管皮膚瘻造設術

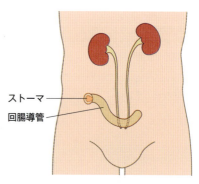
2．回腸導管造設術

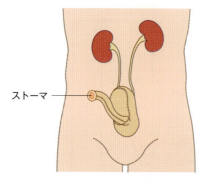
3．禁制[型]代用膀胱造設術

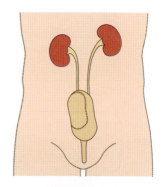
4．自排尿型代用膀胱造設術

尿路変向術	尿路再建術
1．尿管皮膚瘻造設術 2．回腸導管造設術 3．禁制[型]代用膀胱(＝導尿型代用膀胱)造設術	4．自排尿型代用膀胱(＝新膀胱)造設術

膀胱摘除術後の尿路変向・再建術にはさまざまなものがあるが，代表的な術式を示す．ただし，禁制[型]代用膀胱造設術は，最近はほとんど実施されない傾向にある．
尿管皮膚瘻造設術は，尿管を直接皮膚に吻合してストーマとするもので，最も簡便な術式である．回腸導管造設術は，遊離回腸片に尿管を吻合し，回腸片の一端をストーマとする術式で，最も標準的な術式である．
これらの非禁制（失禁）[型]尿路変向術と違って，禁制[型]代用膀胱造設術は，腸管で代用膀胱を造設して，導尿路として禁制（尿が漏れない）ストーマを作成する術式で，尿排出はストーマからの間欠導尿により行うものである．
自排尿型代用膀胱造設術（新膀胱造設術）は，代用膀胱を腸管で造設し，尿道に吻合する術式で，腹圧による尿道からの自排尿を可能とするものである．

図11　膀胱摘除術後の尿路変向術・再建術

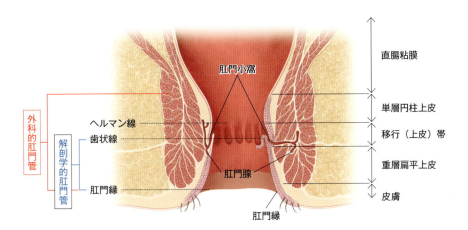

肛門管には外科的肛門管と解剖学的肛門管がある．
外科的肛門管は，肛門縁（無毛の肛門管上皮と有毛の会陰部皮膚の境界部）から恥骨直腸筋付着部上縁の管状部と定義され，臨床的には肛門括約筋と恥骨直腸筋によって締められる部位としての意味を持つ．外科的肛門管の上部1/3は直腸粘膜と連続する単層円柱上皮で形成され，下部2/3は皮膚と連続する重層扁平上皮で形成され，その境界が歯状線と呼ばれる．
解剖学的肛門管は，この外科的肛門管の下部2/3であり，肛門縁から歯状線までの重層扁平上皮部と定義される．
歯状線の口側には肛門柱と肛門小窩によって鋸歯状の構造が形成され，その上縁（肛門柱上縁）がヘルマン線と呼ばれる．ヘルマン線と歯状線の間の部位は，直腸粘膜の単層円柱上皮から下部肛門管上皮の重層扁平上皮に移行する部位という意味で，肛門移行（上皮）帯と呼ばれる．

図12　肛門管の解剖

図表

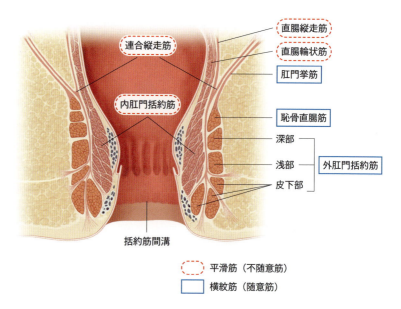

肛門管は，全体が内肛門括約筋と外肛門括約筋によって閉鎖され，上縁は肛門挙筋，特に恥骨直腸筋の持続的な緊張による肛門直腸角の形成によって閉鎖され，便の禁制を保っている．

内肛門括約筋は直腸輪状筋の延長部が肥厚した平滑筋であり，肛門管の不随意的閉鎖の役割を果たしている．

外肛門括約筋は横紋筋であり，肛門管の随意的閉鎖の役割を果たしており，内肛門括約筋と重ならない皮下部，恥骨直腸筋に付着する深部，その中間の浅部と3つに分類されている．

内肛門括約筋と外肛門括約筋の間には，直腸縦走筋の延長としての連合縦走筋が存在するが，これには肛門管を締める働きはなく，内肛門括約筋と外肛門括約筋が協調して運動するのに役立つアンカーの働きを果たしていると考えられる．

図13　肛門括約筋と肛門挙筋

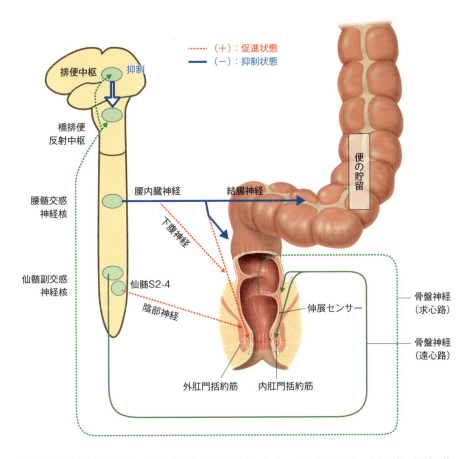

　排便機能（蓄便と排便）は，中枢および末梢神経によりコントロールされている．中枢は橋，腰髄，仙髄（S2-4）に存在し，排便機能は腰髄レベルの抑制系（蓄便）と仙髄レベルの促進系（排便）により調節されている．末梢神経は，自律神経である下腹神経・結腸神経（交感神経）と骨髄神経（副交感神経），体性神経である陰部神経からなる．
　正常な排便では，下行結腸からS状結腸に貯留している糞便が，大蠕動によって，通常では空虚な直腸に送り込まれ，直腸壁が加圧伸展されて便意を感じ，排便行動をとる．蓄便状態では，腰髄レベルの抑制系である結腸神経を介して下行・S状結腸での大蠕動発生が抑制されて蓄便状態が維持されると同時に，内肛門括約筋の自律的な収縮と肛門挙筋および外肛門括約筋の緊張状態によって肛門管が閉鎖されて，直腸内の粘液漏出が防がれている．この内肛門括約筋の自律的な収縮には下腹神経が，肛門挙筋および外肛門括約筋の緊張状態には陰部神経が一部関与していると考えられる．

図14　排便機能の神経生理（蓄便状態のコントロール）

図表

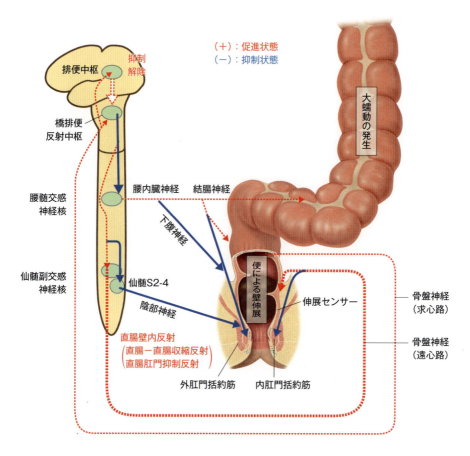

排便状態では、腰髄レベルの抑制が解除され、結腸神経を介して下行・S状結腸で大蠕動が生じると、糞便が直腸に送り込まれ、直腸壁が加圧伸展され、直腸壁の伸展センサーから骨盤神経求心路を介して排便中枢で便意を感じる。求心路である骨髄神経の活動が亢進した結果、橋排便反射中枢から腰髄レベルの抑制系の抑制（脱抑制）が生じて直腸が収縮すると同時に、直腸加圧伸展による直腸─直腸収縮反射と直腸肛門抑制反射と相まって強力な排便反射が生じる。排便に適した環境では、陰部神経を介して肛門挙筋および外肛門括約筋の弛緩状態を保ち、必要に応じて腹圧（怒責）を加えて直腸内圧を更に高めることによって、直腸内の糞便が排出される。

図15　排便機能の神経生理（排便状態のコントロール）

表2 ストーマ装具の分類

構成分類	亜分類	仕様
構造		単品系
		二品系
面板	面板の形状	平面型
		凸面型 ・硬性凸面型 ・軟性凸面型
		凹面型
	面板の構造	全面皮膚保護剤
		外周テープ付き
	ストーマ孔	既製孔
		自由開孔
		自在孔
二品系接合部	フランジ構造	固定型
		浮動型
	接合方式	嵌め込み式
		粘着式
ストーマ袋	ストーマ袋の構造	消化管用開放型
		消化管用閉鎖型
		尿路用
	排出口	閉鎖具分離型
		閉鎖具一体型 ・巻き上げ式 ・キャップ式 ・コック式など

図表

表3　ストーマ用品一覧

- ストーマ装具
- 皮膚保護剤（板状・用手成形・練状・粉状）
- ストーマ装具用ベルト
- ストーマ袋カバー
- ストーマ用腹帯／腹巻
- ストーマ用下着
- ストーマ周囲用ベルト／補正下着
- 洗腸用具
- ［尿路ストーマ袋用］接続管
- 蓄尿袋（ベッドサイド用，移動用：レッグバッグ）
- 消化管用ストーマ排液バッグ
- 皮膚被膜剤
- 粘着剥離剤
- 面板固定用弾性テープ
- ストーマ袋保護シート／ベルト（入浴用）
- 排泄物凝固剤（ストーマ袋用）
- ストーマ用消臭剤
- ストーマ袋用〔消臭〕潤滑剤
- ストーマ袋用ガス抜き脱臭フィルター
- ストーマ用皮膚洗浄料
- ストーマ装具用はさみ

図表

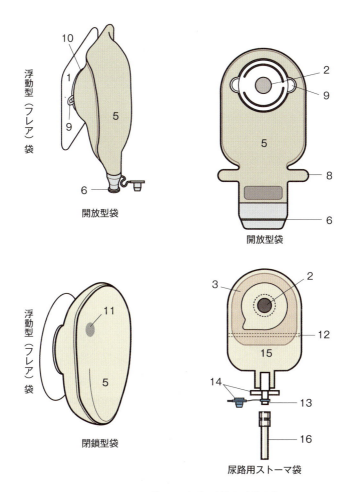

図16 ストーマ装具の名称（単品系装具）

ストーマ装具部位の名称

1. 面板	7. 取り出し用タブ	12. 逆流防止機構
2. ストーマ孔	8. 排出口閉鎖具	13. 尿排出口
3. 外周テープ付き［面板］	9. ベルトタブ	14. 尿排出口開閉具
4. フランジ	10. 袋接合部（単品系）	15. 尿路用ストーマ袋
5. 消化管用ストーマ袋	11. 脱臭フィルター付ガス抜き孔	16. ［尿路ストーマ袋用］接続管
6. 排出口		

- 161 -

図表

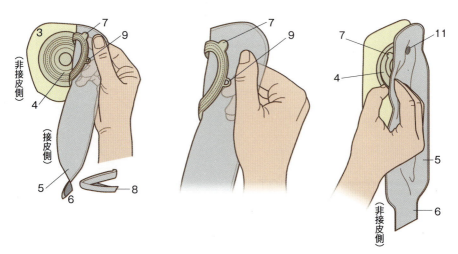

図17　ストーマ装具の名称（二品系装具）

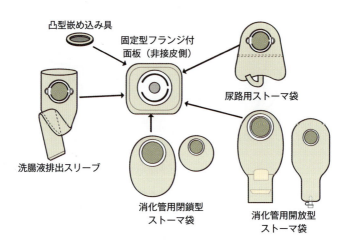

図18　ストーマ装具トータルシステム

※図中の番号はp.161「ストーマ装具部位の名称」を参照

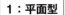
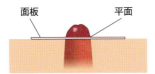

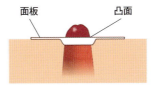

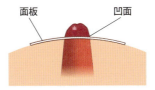

図19　面板の形状

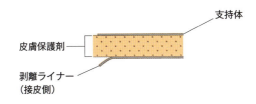

図20　粘着性皮膚保護剤の断面構造

図表

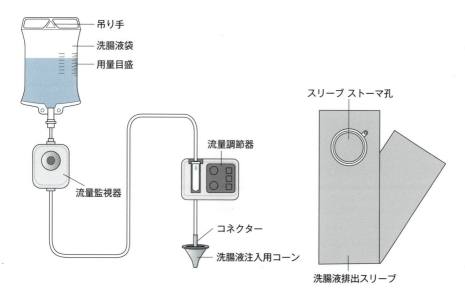

図21　洗腸用具

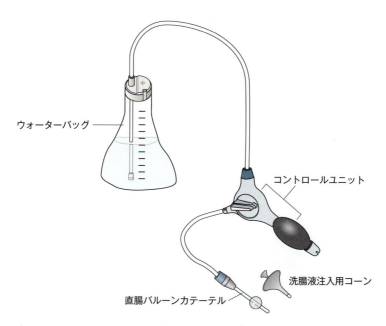

図22　経肛門的洗腸用器具

表4　排泄用具（排尿用）の種類

排尿用医療用具 （カテーテル類）	間欠導尿 カテーテル	導尿用 カテーテル	ディスポーザブル カテーテル	親水性コーティング なし
				親水性コーティング あり
			再使用型カテーテル	
		間欠式バルーンカテーテル		
	留置カテーテル	尿道留置カテーテル		
		恥骨上膀胱瘻カテーテル		
尿失禁ケア用品 （雑貨）	尿失禁用受尿具（コンドーム型製品），収尿器			
	失禁ケア用　透過性コットン			
	パッド			
	おむつ			

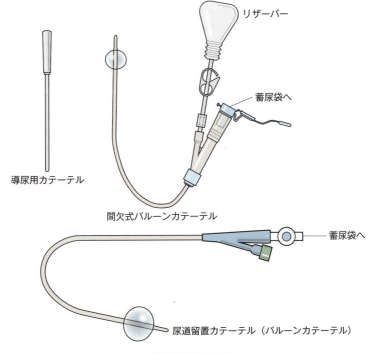

図23　排尿用医療器具

図表

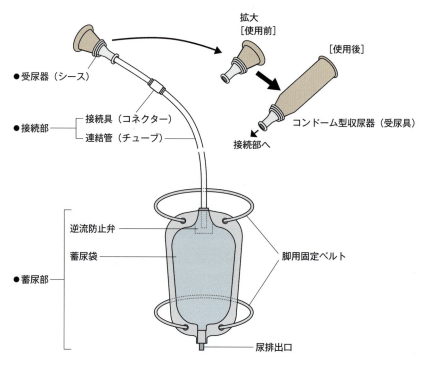

図24　尿失禁用受尿具と収尿器

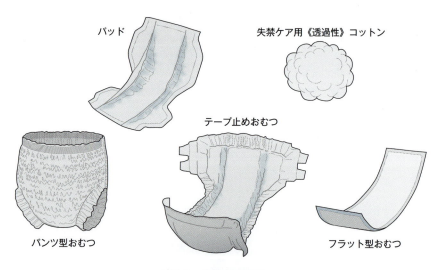

図25　失禁ケア用品

表5　排泄用具（排便用）の種類

便失禁管理用品 （肛門内に挿入するもの）	肛門留置カテーテル
	肛門挿入型失禁装具
便失禁ケア用品	装着型肛門用装具
	失禁ケア用《透過性》コットン
	パッド
	おむつ

1. 便失禁管理用品

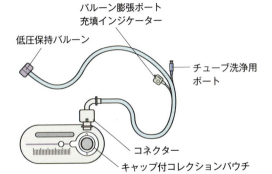

肛門留置カテーテル

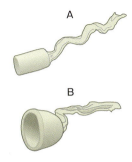

Aの状態で肛門内に挿入すると直腸内でBのように展開し，肛門に栓をする形となる．

肛門挿入型失禁装具

2. 便失禁ケア用品

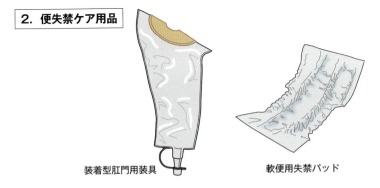

図26　排泄用具（排便用）

- 167 -

表6　小児外科的疾患

1. ヒルシュスプルング病＝腸壁無神経節症　Hirschsprung's disease = intestinal aganglionosis　腸管壁内神経節細胞の欠損の範囲により，以下のように分類される．

1）超短域無神経節症	ultrashort segment aganglionosis
2）短域無神経節症	short segment aganglionosis
・直腸無神経節症	rectal aganglionosis
・直腸S状結腸型無神経節症	rectosigmoid aganglionosis
＝古典的ヒルシュスプルング病	= classical Hirschsprung's disease
3）長域無神経節症	long segment aganglionosis
＝S状結腸より口側かつ上行結腸まで	= aganglionosis beyond rectosigmoid
4）全結腸無神経節症	aganglionosis of entire colon including terminal ileum
	= entire (total) colon aganglionosis
5）広域無神経節症	extensive aganglionosis
＝小腸大腸無神経節症	= aganglionosis large and small intestine
6）全腸管無神経節症	universal aganglionosis

2. ヒルシュスプルング病類縁疾患　allied disorders of Hirschsprung's disease

1）腸管神経節細胞未熟症	immaturity of ganglia
2）腸管神経節細胞僅少症	hypoganglionosis
3）腸管神経形成異常症	intestinal neuronal dysplasia
4）慢性特発性偽性腸閉塞症	chronic idiopathic pseudo obstruction〈CIPO〉
5）巨大膀胱短小結腸腸管蠕動不全症	megacystis microcolon intestinal hypoperistalsis syndrome〈MMIHS〉
6）腸管分節状拡張症	segmental dilatation
7）内肛括約筋無弛緩症	internal anal sphincter achalasia

3. **直腸肛門奇形** anorectal malformation, anorectal anomaly ＝鎖肛 anal atresia
 ＝ imperforate anus 閉鎖部位および直腸下端からの連続する瘻孔の有無と開口部により、以下のように分類される．

　1) 高位　high type anomaly（supralevator anomaly）
　　　直腸膀胱瘻　　　　　　　　　rectovesical fistula
　　　直腸前立腺部尿道瘻（男児）　　rectoprostatic urethral fistula
　　　直腸腟瘻（女児）　　　　　　　rectovaginal fistula（腟円蓋部に近い部分との交通）
　　　直腸肛門無形成・無瘻孔　　　　anorectal agenesis without fistula
　　　直腸閉鎖　　　　　　　　　　　rectal atresia
　2) 中間位　intermediate type anomaly（intermediate anomaly）
　　　肛門無形成・無瘻孔　　　　　　anal agenesis without fistula
　　　直腸球部尿道瘻（男児）　　　　rectobulbar fistula
　　　直腸腟瘻（女児）　　　　　　　rectovaginal fistula（腟入口部に近い部分との交通）
　　　直腸肛門狭窄　　　　　　　　　anorectal stenosis
　3) 低位鎖肛　low type anomaly（translevator anomaly）
　　　肛門皮膚瘻　　　　　　　　　　anocutaneous fistula
　　　肛門後交連瘻（女児）　　　　　anovulvar fistula
　　　肛門腟前庭瘻（女児）　　　　　anovestibular fistula
　　　完全被覆性肛門　　　　　　　　covered anus complete
　　　肛門狭窄　　　　　　　　　　　covered anal stenosis
　4) 総排泄腔奇形（女児）　cloacal malformation
　　　総排泄腔遺残症　　　　　　　　persistent cloaca

4. **総排泄腔外反症**　cloacal exstrophy ＝膀胱腸裂 vesicointestinal fissure

　1) 外反を伴わない場合　　　　　　covered (cloacal) exstrophy
　2) 膀胱のみの場合は膀胱外反症　　bladder exstrophy

資　料

資料 1-①　ポリマーブレンド系皮膚保護剤 成分分類
　　　　　（JSSCR分類）2025
資料 1-②　皮膚保護剤成分一覧
資料 2　　国際生活機能分類（ICF）の概念

資料

資料1-① ポリマーブレンド系皮膚保護剤 成分分類【JSSCR分類】 2025

親水性ポリマー \ 疎水性ポリマー	なし	b：PIB（ポリイソブチレン）	s：SIS（スチレン・イソプレン・スチレン）	b：PIB s：SIS	b：PIB s：SIS e：EVA（エチレン・酢酸ビニル・コポリマー）
K：カラヤガム	K系				
K：カラヤガム P：ペクチン		KPb系		KPbs系	
C：CMC		Cb系	Cs系		
P：ペクチン		Pb系			
C：CMC P：ペクチン		CPb系	CPs系	CPbs系	
C：CMC P：ペクチン G：ゼラチン		CPGb系		CPGbs系	
C：CMC P：ペクチン G：ゼラチン F：親水性ファイバー		CPGFb系			
C：CMC P：ペクチン G：ゼラチン V：カルボキシビニルポリマー H：ヒドロキシエチルセルロース					
C：CMC P：ペクチン G：ゼラチン H：ヒドロキシエチルセルロース				CPGHbs系	CPGHbse系
V：カルボキシビニルポリマー A：ポリアクリル酸ナトリウム					
V：カルボキシビニルポリマー H：ヒドロキシエチルセルロース					

この表は、製品選択の参考のため、各種皮膚保護剤の素材を大まかに整理・分類することを目的としている。そのため、微量の成分をすべて表記するものではない。
アレルギー対策に際しては、この表を利用すると同時に、アレルゲンの含有について、各企業への確認も併せて行うことを推奨する。

資料

	b：PIB s：SIS e：EVA m：polybutene and aliphatic hydrocarbon mixture（ポリブテンおよび脂肪族炭化水素混合物）	b：PIB s：SIS f：疎水性ファイバー	b：PIB e：EVA	b：PIB f：疎水性ファイバー	b：PIB h：水素添加SBR （スチレン・ブタジエンゴム）	e：EVA m：polybutene and aliphatic hydrocarbon mixture
			KPbe系			
		CPbsf系	CPbe系	CPbf系	CPbh系	
			CPGbe系			
	CPGVHbsem系					
		VAbsf系		VAbf系		
						VHem系

本分類は近年の皮膚保護剤の進歩により吉川分類（用語集第3版掲載）を基礎として発展させたものである　© 2025 JSSCR.

表記方法について
1. 親水性ポリマーとして配合されているものをアルファベットの大文字、疎水性ポリマーとして配合しているものを小文字で表記する。
2. 記載順序は、親水性ポリマーを優先し、疎水性ポリマーを続けて表記する。

資料

資料1-② 皮膚保護剤成分一覧

区分	記号	成分名	英語名	化粧品表示成分名称	医薬部外品添加物
親水性	A	ポリアクリル酸ナトリウム	sodium polyacrylate〈SPA〉	ポリアクリル酸Na	ポリアクリル酸ナトリウム
親水性	C	カルボキシメチルセルロース	carboxymethyl cellulose〈CMC〉	カルボキシメチルセルロースCa	カルボキシメチルセルロースカルシウム カルボキシメチルセルロースナトリウム カルボキシメチルセルロースNa CMC・Na
親水性	G	ゼラチン	gelatin	ゼラチン	ゼラチン
親水性	H	ヒドロキシエチルセルロース	Hydroxyethyl Ethylcellulose	ヒドロキシエチルセルロース	ヒドロキシエチルセルロース
親水性	K	カラヤガム	karaya gum	カラヤガム	カラヤガム
親水性	P	ペクチン	pectin	ペクチン	ペクチン
親水性	V	カルボキシビニルポリマー	carboxyvinyl polymer	カルボマー	カルボキシビニルポリマー
疎水性	b	ポリイソブチレン	polyisobutylene〈PIB〉	該当なし	ポリイソブチレン
疎水性	e	エチレン・酢酸ビニル・コポリマー	ethylene vinyl acetate copolymer〈EVA〉	(エチレン／VA)コポリマー	該当なし
疎水性	h	水素添加SBR(スチレン・ブタジエンゴム)	hydrogenated styrene-butadiene rubber〈HS〉	水添(スチレン／ブタジエン)コポリマー	該当なし
疎水性	m	ポリブテンおよび脂肪族炭化水素混合物	polybutene and aliphatic hydrocarbon mixture	(ポリブテン),(オレフィン)	(ポリブテン),該当なし
疎水性	s	スチレン・イソプレン・スチレン	styrene-isoprene-styrene〈SIS〉	(スチレン／イソプレン)コポリマー	該当なし

注：化粧品表示成分名および医薬部外品添加物名称については，同一もしくは(互換)のものを記載している．

資料2　国際生活機能分類（ICF）の概念

	第1部：生活機能と障害		第2部：背景因子	
構成要素	心身機能・身体構造	活動・参加	環境因子	個人因子
領域	心身機能 身体構造	生活・人生領域 （課題，行為）	生活機能と障害への外的影響	生活機能と障害への内的影響
構成概念	心身機能の変化 （生理的） 身体構造の変化 （解剖学的）	能力 標準的環境における課題の遂行 実行状況 現在の環境における課題の遂行	物的環境や社会的環境，人々の社会的態度による環境の特徴が持つ促進的あるいは阻害的な影響力	個人的な特徴の影響力
肯定的側面	機能的・構造的統合性	活動参加	促進因子	非該当
	生活機能			
否定的側面	機能障害 （構造障害を含む）	活動制限 参加制約	阻害因子	非該当
	障害			

ストーマ・排泄リハビリテーション学用語集−第5版

1997年3月10日 第1版発行	編 者 日本ストーマ・排泄リハビリテーション学会
2003年7月20日 第2版発行	
2015年2月27日 第3版発行	発行者 鈴木　由佳子
2020年2月10日 第4版発行	発行所 株式会社　照林社
2025年2月3日 第5版第1刷発行	〒112-0002
	東京都文京区小石川2丁目3-23
	電話 03-3815-4921（編集）
	03-5689-7377（営業）
	https://www.shorinsha.co.jp/
	印刷所 共同印刷株式会社

- 本書に掲載された印刷物（記事・写真・イラスト等）の翻訳・複写・転載・データベースへの取り込み、および送信に関する許諾権は、照林社が保有します。
- 本書の無断複写は、著作権法上での例外を除き禁じられています。本書を複写される場合は、事前に許諾を受けてください。また、本書をスキャンしてPDF化するなどの電子化は私的使用に限り著作権法上認められていますが、代行業者等の第三者による電子データ化および書籍化はいかなる場合も認められていません。
- 万一、落丁・乱丁などの不良品がございましたら、「制作部」あてにお送りください。送料小社負担にて良品とお取り替えいたします（制作部 0120-87-1174）。

検印省略（定価はカバーに表示してあります）
ISBN978-4-7965-2645-6
Ⓒ日本ストーマ・排泄リハビリテーション学会/2025/Printed in Japan